W0233167

Mit freundlicher Empfehlung

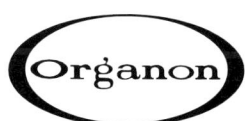

Moderne Antidepressiva

Herausgegeben von

Hans-Jürgen Möller
Walter E. Müller
Eckart Rüther

Mit Beiträgen von

Borwin Bandelow
Rolf R. Engel
Markus Gastpar
Angela Heiden
Christoph Hiemke
Siegfried Kasper
Gerd Laux
Michael Linden
Walter E. Müller
Eckart Rüther
Claudia Schöchlin
Hans-Peter Volz

21 Abbildungen
31 Tabellen

Georg Thieme Verlag
Stuttgart · New York

Die Deutsche Bibliothek –
CIP-Einheitsaufnahme

Moderne Antidepressiva / hrsg. von
Hans-Jürgen Möller ... – Stuttgart ;
New York : Thieme, 2002

© 2002 Georg Thieme Verlag
Rüdigerstraße 14
D-70469 Stuttgart
Unsere Homepage:
http://www.thieme.de

Printed in Germany

Umschlaggestaltung:
  Thieme Verlagsgruppe
Satz und Verarbeitung:
  Druckerei Sommer, Feuchtwangen
  System: 3B2 (6.05d)

ISBN 3-13-132721-9
                1 2 3 4 5 6

Wichtiger Hinweis: Wie jede Wissenschaft ist die Medizin ständigen Entwicklungen unterworfen. Forschung und klinische Erfahrung erweitern unsere Erkenntnisse, insbesondere was Behandlung und medikamentöse Therapie anbelangt. Soweit in diesem Buch eine Dosierung oder eine Applikation erwähnt wird, darf der Leser zwar darauf vertrauen, dass Autoren, Herausgeber und Verlag große Sorgfalt darauf verwandt haben, dass diese Angabe **dem Wissensstand bei Fertigstellung des Buches** entspricht.

Für Angaben über Dosierungsanweisungen und Applikationsformen kann vom Verlag jedoch keine Gewähr übernommen werden. **Jeder Benutzer ist angehalten**, durch sorgfältige Prüfung der Beipackzettel der verwendeten Präparate und gegebenenfalls nach Konsultation eines Spezialisten festzustellen, ob die dort gegebene Empfehlung für Dosierungen oder die Beachtung von Kontraindikationen gegenüber der Angabe in diesem Buch abweicht. Eine solche Prüfung ist besonders wichtig bei selten verwendeten Präparaten oder solchen, die neu auf den Markt gebracht worden sind. **Jede Dosierung oder Applikation erfolgt auf eigene Gefahr des Benutzers.** Autoren und Verlag appellieren an jeden Benutzer, ihm etwa auffallende Ungenauigkeiten dem Verlag mitzuteilen.

Anschriften Herausgeber und Autoren

Professor Dr. Borwin Bandelow
Universität Göttingen
Klinik für Psychiatrie und
Psychotherapie
Robert-Koch-Str. 40
37075 Göttingen

Professor Dr. Rolf R. Engel
Ludwig-Maximilians-
Universität
Psychiatrische Klinik und
Poliklinik
Nussbaumstr. 7
80336 München

Professor Dr.
Markus Gastpar
Universität Essen
Klinik für Psychiatrie
Virchowstr. 174
45147 Essen

Dr. Angela Heiden
Universität Wien
Psychiatrische Univ.-Klinik
Währinger Gürtel 18–20
1090 Wien

Professor Dr. Christoph Hiemke
Universität Mainz
Psychiatrische Klinik
Untere Zahlbacher Str. 8
55101 Mainz

Professor Dr.
Siegfried Kasper
Universität Wien
Psychiatrische Univ.-Klinik
Währinger Gürtel 18–20
1090 Wien

Professor Dr. Gerd Laux
Bezirkskrankenhaus Gabersee
Gabersee 7
83512 Wasserburg a. Inn

Professor Dr.
Michael Linden
Klinik Seehof
Lichterfelder Allee 55
14513 Teltow

Professor Dr.
Hans-Jürgen Möller
Ludwig-Maximilians-
Universität
Psychiatrische Klinik und
Poliklinik
Nussbaumstr. 7
80336 München

Professor Dr. Walter E. Müller
Pharmakologisches Institut
Johann Wolfgang Goethe-
Universität
Biozentrum Niederursel
Marie-Curie-Str. 9
60439 Frankfurt am Main

Professor Dr. Eckart Rüther
Universität Göttingen
Klinik für Psychiatrie und
Psychotherapie
Robert-Koch-Str. 40
37075 Göttingen

Claudia Schöchlin
Ludwig-Maximilians-
Universität
Psychiatrische Klinik und
Poliklinik
Nussbaumstr. 7
80336 München

Priv.-Doz. Dr. Hans. Peter Volz
Bezirkskrankenhaus f.
Psychiatrie u. Psychotherapie
Schloss Werneck
Balthasar-Neumann-Platz 1
97470 Werneck

Vorwort

Depressive Erkrankungen haben eine hohe Prävalenz in der Allgemeinbevölkerung. Sie stellen deshalb eine wichtige Versorgungsaufgabe nicht nur für Psychiater dar, sondern ganz besonders auch für die Allgemeinärzte. In der Behandlung von Depressionen nehmen Antidepressiva eine zentrale Rolle ein. Durch die Einführung neuer Antidepressiva wie u.a. der SSRI hat sich das Spektrum der medikamentösen Depressionsbehandlung erheblich erweitert und differenziert. Heute besteht für den behandelnden Arzt eine immer größer werdende Auswahlmöglichkeit, die er in einer immer weitergehenden Individualisierung der Therapieentscheidung nutzen kann.

Bei der Entscheidung für ein bestimmtes Antidepressivum spielen verschiedene Entscheidungskriterien eine Rolle: Wirkstärke des Antidepressivums, Wirkeintritt des Antidepressivums, Verträglichkeit, Arzneimittelinteraktionen, u.a. Das Buch, das auf der Basis eines Expertenworkshops entstanden ist, versucht eine Reihe der diesbezüglichen Aspekte insbesondere im Hinblick auf die modernen Antidepressiva vergleichend darzustellen und wendet sich dabei nicht nur der Akutbehandlung zu sondern auch der Langzeitbehandlung.

Da das verfügbare Wissen in einfach verständlicher Form im Sinne einer Evidenz-basierten Medizin aufbereitet worden ist, kann es dem mit der medikamentösen Behandlung depressiver Patienten betrauten Arzt ein wertvoller Ratgeber sein.

Juli 2002

H.-J. Möller
W.E. Müller
E. Rüther

Inhaltsverzeichnis

Pharmakologie der neuen Antidepressiva im Vergleich

Walter E. Müller

Die alten so genannten trizyklischen Antidepressiva werden nach ihrer chemischen Struktur trotz zum Teil unterschiedlichen Wirkungen und Nebenwirkungen als eine gemeinsame Gruppe von Substanzen aufgefasst. Die neuen Antidepressiva (Tab. 1) werden aufgrund ihrer pharmakologischen Wirkmechanismen in verschiedene Klassen eingeteilt: selektive Serotonin-Wiederaufnahmehemmer (SSRI), selektive Noradrenalin-Wiederaufnahmehemmer (SNRI), selektive Serotonin- und Noradrenalin-Wiederaufnahmehemmer (SSNRI), noradrenerge und spezifisch serotonerge Antidepressiva (NaSSA), dual-serotonerge Antidepressiva (DSA) und Hemmer der

Tab. **1**   Neue Antidepressiva

Abkürzungen	Klasse	Substanzen
SSRI	selektive Serotonin-Wiederaufnahmehemmer	Fluoxetin Citalopram Fluvoxamin Paroxetin Sertralin
SNRI	selektive Noradrenalin-Wiederaufnahmehemmer	Reboxetin
SSNRI	selektive Serotonin- und Noradrenalin-Wiederaufnahmehemmer	Venlafaxin
NaSSA	noradrenerge und spezifisch serotonerge Antidepressiva	Mirtazapin
DSA	dual-serotonerge Antidepressiva	Nefazodon
RIMA	reversible Monoaminoxidase-A-Inhibitoren	Moclobemid

Monoaminoxidase (reversible Monoaminoxidase-A-Inhibitoren: RIMA).

Noradrenerge und serotonerge Synapsen als primärer Angriffspunkt

Für alle Antidepressiva – sowohl für die alten als auch die neuen Antidepressiva – gilt, dass der pharmakologische Hauptangriffspunkt die Synapsen im zentralen Nervensystem sind, die entweder den Neurotransmitter Serotonin oder Noradrenalin benutzen (Abb. **1**).

Der initiale Wirkmechanismus basiert bei fast jedem Antidepressivum auf der Blockade der Transportproteine für diese Transmitter, d.h. auf der Hemmung der Serotonin- und/oder Noradrenalin-Wiederaufnahme. Bei den neuen Antidepressiva gibt es nur zwei Ausnahmen: Mirtazapin, das α_2-Autorezeptoren auf noradrenergen Neuronen hemmt und damit die Freisetzung von Noradrenalin verstärkt und gleichzeitig über eine Blockade der α_2-Heterorezeptoren

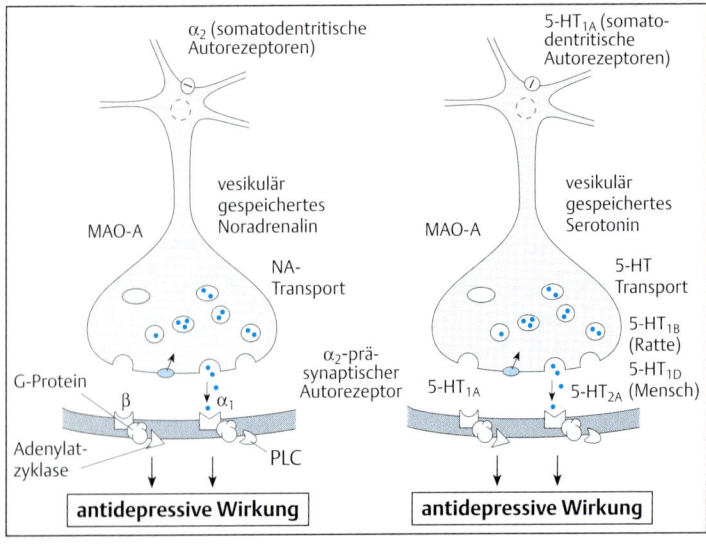

Abb. **1**

die Serotoninfreisetzung erhöht (siehe unten), sowie Moclobemid, das über die Blockade der Monoaminoxidase zu einer vermehrten synaptischen Verfügbarkeit vor allem von Serotonin und Noradrenalin führt.

Die Wirkung der alten Antidepressiva beruht auf derselben Wiederaufnahmehemmung. Eine Ausnahme ist Trimipramin, das präsynaptische inhibitorische D_2-Rezeptoren hemmt und damit die Freisetzung von Dopamin erhöht.

Target fast aller Antidepressiva sind somit die beiden Transmittersysteme Noradrenalin und/oder Serotonin. Dies ist nicht überraschend, betrachtet man die Wirkungen dieser beiden Systeme auf das gesamte Nervensystem (Abb. **2**). Sowohl das serotonerge als auch das noradrenerge System wirken modulierend und regulieren zusammen fast alle zentralnervösen Funktionen. Wie die schwarzen und blauen Projektionsareale in Abb. **2** zeigen, besteht eine erhebliche Überlappung zwischen beiden Bereichen. Viele Areale erhalten sowohl serotonergen als auch noradrenergen Input. Dies erklärt, warum deutliche Parallelen selbst bei Substanzen existieren, die pharmakologisch stark divergieren. Das noradrenerge und das serotonerge System zusammen mit dem dopaminergen System werden daher nicht nur von Antidepressiva, sondern fast allen Psychopharmaka als Angriffspunkt benutzt.

Konvergenz der neuen Antidepressiva nach chronischer Anwendung mit systemübergreifenden adaptiven Veränderungen

Die Details der antidepressiven Wirkung von Antidepressiva sind immer noch unklar. Bekannt sind die initialen pharmakologischen Effekte, d. h. je nach Wirkmechanismus die Wiederaufnahmehemmung von Serotonin und/oder Noradrenalin bzw. die vermehrte Verfügbarkeit von Serotonin und/oder Noradrenalin. Nach einer gewissen Wirklatenz, die je nach Antidepressivum variieren kann, wird dann letztendlich die stimmungsaufhellende Wirkung erzielt. Die Ursachen für diese Wirklatenz sind immer noch unklar. Aus biochemischer Sicht werden adaptive Veränderungen der Neurotransmission gesehen, die auf der Ebene von Rezeptorveränderungen gemessen werden können. Beispiele für adaptive Veränderun-

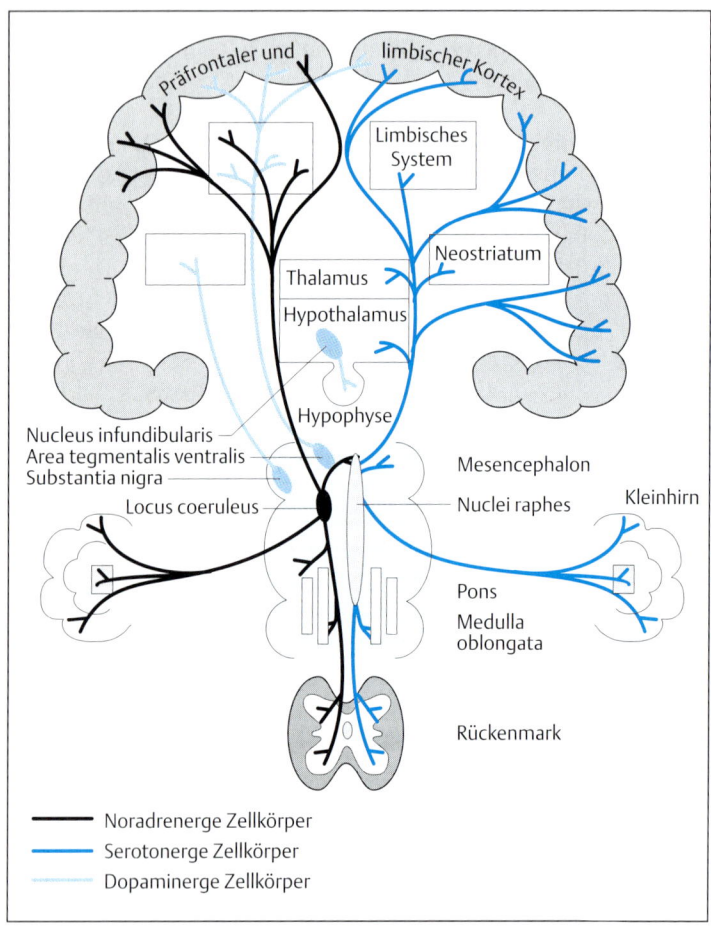

Abb. **2**

gen sind die Down-Regulation der β-, 5-HT$_2$- und D$_1$-Rezeptoren sowie die Zunahme der Rezeptorempfindlichkeit. Es konnte jedoch noch nicht gezeigt werden, ob diese adaptiven Veränderungen tatsächlich kausal die antidepressive Wirkung implizieren. Keine dieser Veränderungen konnte bisher als „der" stimmungsaufhellende Wirkmechanismus identifiziert werden.

Wirkmechanismus der Antidepressiva

Eine Hypothese zum Wirkmechanismus (Abb. **3**), die momentan sehr favorisiert wird, geht davon aus, dass serotonerg und/oder noradrenerg wirksame Antidepressiva über eine Modulation der Neurotransmission in die Phosphorylierung eines Transkriptionsfaktors (CREB) eingreifen. Daraufhin wird der Wachstumsfaktor brain derived neurotrophic factor (BDNF) verstärkt sezerniert, der ein vermehrtes synaptisches Wachstum ermöglicht und damit letztlich bessere Lebensbedingungen für Neurone schafft. Diese neurotrophe Hypothese der Antidepressivawirkung steht im Moment im Brennpunkt der pharmakologischen Forschung, wurde allerdings noch nicht als generelles Phänomen bestätigt. Bisher ist jedoch nicht eindeutig belegt, dass dies die adaptive Veränderung ist, die den gemeinsamen Endschritt für alle Antidepressiva darstellt.

Beta-Down-Regulation

Eine weitere adaptive Veränderung ist die klassische β-Rezeptor-Downregulation, die bei fast allen Antidepressiva beobachtet wird (siehe Tab. **2**).

Eine ganze Reihe von Antidepressiva verursacht eine solche Down-Regulation der β-Rezeptoren. Es gibt Hinweise darauf, dass andere Psychopharmaka wie z.B. Sulpirid in niedrigen Dosen die Dichte dieser Rezeptoren ebenfalls verringert.

Einschränkend muss aber gesagt werden, dass z.B. der SSRI Citalopram und auch das atypische trizyklische Trimipramin nicht zu einer β-Down-Regulation führen, ihre antidepressive Wirksamkeit aber eindeutig belegt ist. Letztlich wissen wir damit immer noch nicht genau, was zwischen dem akuten pharmakologischen Angriff und dem Auftreten der stimmungsaufhellenden Wirkung passiert. Bekannt und mittlerweile sehr gut belegt ist, dass eine klinisch deutliche antidepressive Wirksamkeit immer dann zu sehen ist, wenn die serotonerge und noradrenerge Transmitterkonzentration akut erhöht wird. Insofern ist es durchaus berechtigt, wenn diese Mechanismen zur Differenzierung herangezogen wer-

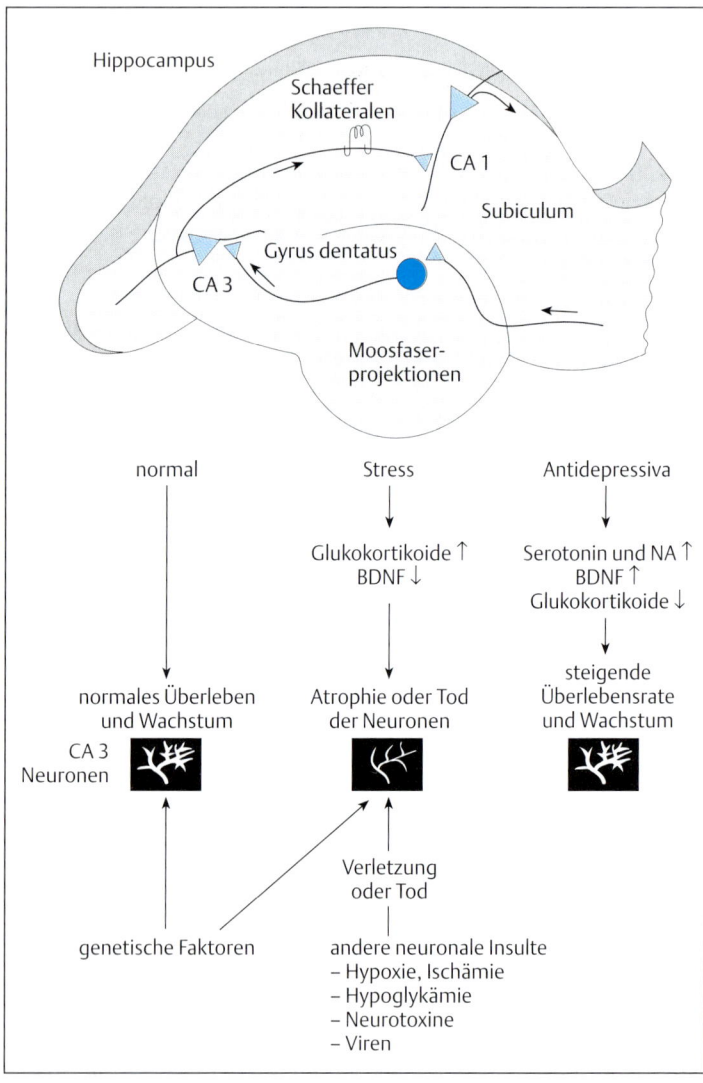

Abb. **3**

Tab. **2**   Down-Regulation kortikaler β-Rezeptoren tritt auf bei:

– Trizyklischen Antidepressiva (Ausnahme: Trimipramin)

– Einigen SSRI (Ausnahme: Citalopram, Paroxetin)

– MAO-Inhibitoren

– Venlafaxin

– Mirtazapin

– Nefazodon

– Johanniskraut

– Amisulprid

– Sulpirid

– Elektrokrampftherapie

– Schlafentzug

den, da diese auch die Basis von unerwünschten Arzneimittelwirkungen (UAW) sind.

Arzneimittelnebenwirkungen im Vergleich

Alle bisher verfügbaren Antidepressiva wirken über eine
Erhöhung der Serotonin- und/oder Noradrenalin-Konzentration.
Sie wirken aber darüber hinaus – je nach Substanz in
unterschiedlicher Ausprägung – an einer ganzen Reihe von anderen Neurorezeptoren, siehe Tab. **3**. Diese sind nach Stand der
wissenschaftlichen Forschung entscheidend an den unerwünschten Arzneimittelnebenwirkungen der Antidepressiva beteiligt. Im
Vergleich zu den Antidepressiva der ersten Generation, die in der
Regel sowohl histaminerge, muskarinerge, α_1- und α_2- als auch
5-HT$_2$-Rezeptoren blockieren, wurde das Rezeptorprofil der
Antidepressiva der neuen Generation und damit ihre Nebenwirkungen entscheidend verbessert. Innerhalb dieser neuen
Antidepressiva bestehen deutliche pharmakologische Unterschiede, die sich entsprechend in den Nebenwirkungen wider-
spiegeln:

Tab. 3 Inhibitorkonstanten (Ki) der neuen Antidepressiva in nmol/l

Substanz	NA-Wiederaufnahme	5-HT-Wiederaufnahme	H_1	M_1	α_1	α_2	5-HT_2
Citalopram	>1000	1	470	>1000	>1000	>1000	>1000
Fluoxetin	143	14	>1000	590	>1000	>1000	280
Fluvoxamin	500	7	>1000	>1000	>1000	>1000	>1000
Paroxetin	33	0,7	>1000	110	>1000	>1000	>1000
Sertralin	220	3	>1000	630	380	>1000	>1000
Venlafaxin	210	39	>1000	>1000	>1000	>1000	>1000
Mirtazapin	–	–	0,5	500	500	10	5
Reboxetin	9	>1000	>1000	>1000	>1000	>1000	>1000
Nefazodon	200	180	800	>1000	140	>1000	32

Inhibitionskonstanten >1000 nmol/l bedeuten, dass dieser Rezeptortyp nicht relevant beeinflusst wird

Antagonistische Eigenschaften an den muskarinergen Rezeptoren führen z. B. zu Mundtrockenheit, Akkommodationsstörungen, Sinustachykardie, Obstipation und Gedächtnisstörungen. Eine hohe Affinität zu histaminergen Rezeptoren kann Sedation sowie Gewichtszunahme verursachen. α_1-Antagonismus ist mit Orthostaseproblemen, Schwindel und Reflextachykardie verbunden. Nach 5-HT_2-Blockade werden Appetit- und Gewichtszunahme beobachtet.

Bei den neuen Antidepressiva überwiegen dabei agonistische Effekte aus einer verstärkten Noradrenalin- bzw. Serotoninverfügbarkeit, die zu spezifischen Nebenwirkungen führen können.

Erhöhte Noradrenalin-Verfügbarkeit resultiert in:
– Verstärkung der Effekte von Sympathomimetika
– Tachykardie
– Blutdrucksteigerung, aber auch Blutdrucksenkung
– Unruhe, Tremor
– Erektions- und Ejakulationsstörungen

– Mundtrockenheit
– Miktionsstörungen

Eine erhöhte Serotonin-Verfügbarkeit führt zu:
– Gastrointestinalen Störungen, wie z. B. Übelkeit, Erbrechen, Diarrhö
– Unruhe, Schlafstörungen
– Extrapyramidalmotorischen Störungen
– Kopfschmerzen
– Sexuellen Dysfunktionen.

Im Folgenden werden diese Nebenwirkungen und ihre Häufigkeit nach den unterschiedlichen Gruppen der neuen Antidepressiva diskutiert.

SSRI

SSRI sind selektive Hemmer der Serotonin-Wiederaufnahme, wobei sich die einzelnen Substanzen in ihrer Selektivität unterscheiden. Zurzeit sind fünf SSRI im Handel:
– Citalopram
– Fluoxetin
– Fluvoxamin
– Paroxetin
– Sertralin.

Diese unterscheiden sich deutlich in ihren chemischen Strukturen, stellen aber dennoch die homogenste Gruppe der neuen Antidepressiva dar. Ihre Nebenwirkungen sind vor allem auf die verstärkte Serotonin-Verfügbarkeit zurückzuführen. Daher dominieren gastrointestinale Störungen, Unruhe, Schlafstörungen, Kopfschmerzen und sexuelle Dysfunktionen. Die einzelnen SSRI differieren in der Häufigkeit und Ausprägung ihrer Nebenwirkungen. Ein weiteres Unterscheidungsmerkmal der SSRI ist ihre Halbwertszeit, die z. B. bei der Interaktion mit anderen Arzneimitteln eine Rolle spielen kann (siehe auch Beitrag von Hiemke in diesem Buch). Fluoxetin weist mit bis zu 72 Stunden die längste Halbwertszeit auf, Fluvoxamin mit 15 h die kürzeste.

Tab. **4**   Halbwertszeiten

	Substanz	Halbwertszeit (Std.) bei Mehrfachgabe	Halbwertszeit bei Einmalgabe (Std.)
SSRI	Fluvoxamin	15	15
	Citalopram	33	33
	Fluoxetin	48–72	48
	Paroxetin	24	10–16
	Sertralin	26	26

Selektive Noradrenalin-Wiederaufnahmehemmer

Bei den neuen Antidepressiva zählt allein Reboxetin zu dieser Substanzklasse. Genau genommen müsste auch das zu den klassischen Antidepressiva gehörende Viloxazin hier genannt werden. Durch die Hemmung der NA-Wiederaufnahme ist durch eine in der Folge vermehrte Noradrenalin-Konzentration mit einer Verstärkung der Effekte von Sympathomimetika zu rechnen. Häufig können Tachykardie, Blutdruckveränderungen, Unruhe, Tremor, Erektions- und Ejakulationsstörungen, vermehrtes Schwitzen sowie Mundtrockenheit und Miktionsstörungen auftreten. Andere Rezeptorsysteme werden von Reboxetin nicht relevant beeinflusst.

Selektive Serotonin- und Noradrenalin-Wiederaufnahmehemmer (SNRI)

In Deutschland ist mit Venlafaxin nur ein einziger Vertreter dieser Klasse auf dem Markt. Venlafaxin besitzt einen dualen Wirkmechanismus: in niedriger Dosierung hat es eine starke Präferenz für das serotonerge System. Erst bei höherer Dosierung wird auch die Noradrenalin-Wiederaufnahme gehemmt. Ansonsten verfügt die Substanz über kein weiteres Rezeptorprofil. Nebenwirkungen erklären sich aus diesem dualen 5-HT-/NA-Mechanismus: Übelkeit, Erbrechen, Schlafstörungen, Schwindel, Unruhe, Obstipation sowie Hypertonie.

Noradrenerge und spezifisch serotonerge Antidepressiva (NaSSA)

Die einzige zugelassene Substanz mit diesem Wirkmechanismus ist Mirtazapin. Pharmakologisch betrachtet ist Mirtazapin ein selektiver α_2-Blocker, beeinflusst aber zusätzlich noch weitere Rezeptoren (Abb. **4**).

Es hemmt die inhibitorischen präsynaptischen α_2-Auto- und Heterorezeptoren, d.h. Mirtazapin führt sowohl zu einer erhöhten Konzentration von Noradrenalin als auch von Serotonin an den Synapsen. 5-HT$_2$- und 5-HT$_3$-Rezeptoren, die für serotonerge Nebenwirkungen verantwortlich gemacht werden, werden durch Mirtazapin spezifisch blockiert. Agitiertheit, Übelkeit, Erbrechen, andere gastrointestinale Störungen, Unruhe, Schlafstörungen und sexuelle

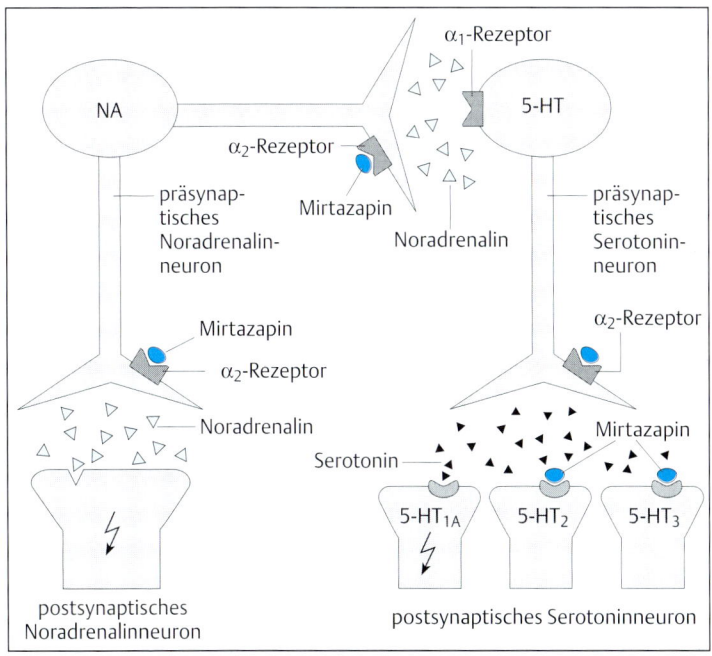

Abb. **4**

Funktionsstörungen werden somit vermieden. Mögliche Nebenwirkungen unter Mirtazapin beschränken sich aufgrund der Blockade der $5-HT_2$-Rezeptoren auf eine in der Regel leichte Gewichtszunahme. Durch Hemmung von H_1-Rezeptoren wirkt Mirtazapin sedierend, dies kann als unerwünschte Müdigkeit aber auch als positiver zusätzlicher Effekt empfunden werden.

Mirtazapin ist zwar strukturell mit dem tetrazyklischen Antidepressivum Mianserin verwandt, unterscheidet sich aber vor allem dadurch, dass Mirtazapin im Gegensatz zu Mianserin keine α_1-Rezeptoren blockiert und damit keine Blutdruckprobleme verursacht. Darüber hinaus sind bei Mirtazapin sedierende Effekte deutlich schwächer ausgeprägt als bei Mianserin und nur Mirtazapin wirkt dual noradrenerg und serotonerg.

Dual-serotonerge Antidepressiva

Auch für diese Substanzklasse ist bisher nur ein neuerer Wirkstoff bekannt. Nefazodon aktiviert die serotonerge Neurotransmission über die Hemmung der Serotoninwiederaufnahme. Es ist aber primär ein sehr starker Antagonist an $5-HT_2$-Rezeptoren, die über noch nicht genau verstandene Kopplungsmechanismen zu einer vermehrten serotonergen Neurotransmission führen. Nefazodon ist darüber hinaus ein potenter Noradrenalin-Wiederaufnahmehemmer, allerdings gibt es Hinweise darauf, dass dieser Effekt in vivo schwächer ausgeprägt ist.

Die Vorläufersubstanz von Nefazodon ist Trazodon, das ebenfalls über einen dualen Wirkmechanismus verfügt, allerdings ohne Noradrenalin-Wiederaufnahmehemmung, und damit deutlich stärker sedierend wirkt.

Nefazodon zeichnet sich neben dieser geringen Sedierung auch dadurch aus, dass die Sexualfunktion im Gegensatz zu den SSRI nicht beeinträchtigt wird.

Selektive reversible MAO-Inhibitoren

Moclobemid hemmt reversibel und selektiv die Monoaminoxidase A, die den Abbau der Neurotransmitter Noradrenalin, Serotonin und Dopamin katalysiert. Moclobemid führt so zu einer besseren

Bioverfügbarkeit dieser Transmitter. Andere Abbauwege werden nicht blockiert, so dass gefährliche Interaktionen nicht zu erwarten sind. Moclobemid zählt daher zu den gut verträglichen Antidepressiva. Schlafstörungen und Übelkeit treten selten auf. Allerdings muss einschränkend gesagt werden, dass die Wirksamkeit nicht unumstritten ist.

Fazit

Die neuen Antidepressiva unterscheiden sich von den klassischen trizyklischen Antidepressiva vor allem durch ein selektiveres Rezeptorprofil und damit deutlich bessere Verträglichkeit. Dies ist in Hinblick auf die Compliance, vor allem in der Langzeitbehandlung, ein wichtiger Fortschritt. Außerdem weisen die neuen Antidepressiva eine wesentlich geringere Toxizität als die Trizyklika auf. Innerhalb der neuen Antidepressiva lassen sich aus pharmakologischer Sicht deutliche Unterschiede erkennen. So ist z. B. Citalopram ein hochselektiver Serotonin-Wiederaufnahmehemmer, Reboxetin dagegen ein hochselektiver Noradrenalin-Wiederaufnahmehemmer. Diese Unterschiede in der Primärpharmakologie spiegeln sich im Nebenwirkungsprofil wider, das sich gut aus den Rezeptorprofilen ableiten lässt. Sie spielen daher eine entscheidende Rolle in der nebenwirkungsgeleiteten Therapie.

Ausblick

Eine Möglichkeit, diese pharmakologischen Unterschiede in Therapiehinweise umzusetzen, bietet das sogenannte Asolo-Schema (in Abb. **5** ist das Asoloschema für Mirtazapin gezeigt). Dieses beruht auf den klinischen Erfahrungen zahlreicher Ärzte (über 200 Psychiater und Nervenärzte), die in ein Therapieschema integriert wurden. Mit diesem Schema kann unter Berücksichtigung der vorhandenen Risikofaktoren und der möglichen Nebenwirkungen für den individuellen Patienten das passende Antidepressivum ermittelt werden.

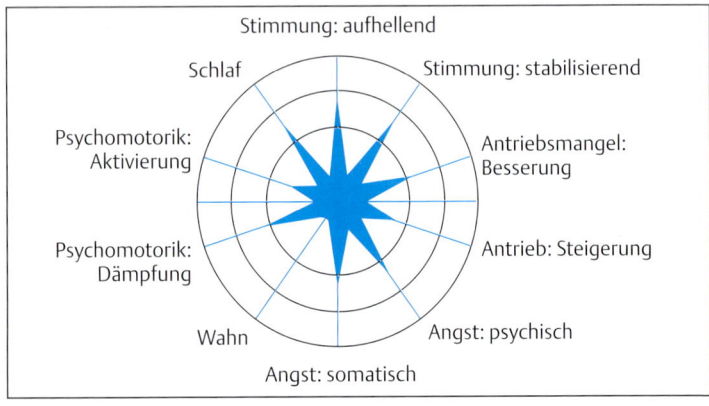

Stimmung: aufhellend
Schlaf
Stimmung: stabilisierend
Psychomotorik: Aktivierung
Antriebsmangel: Besserung
Psychomotorik: Dämpfung
Antrieb: Steigerung
Wahn
Angst: psychisch
Angst: somatisch

Abb. **5**

Literatur

Eckert A et al. Arzneimittelinteraktionen mit Antidepressiva. Psychopharmakotherapie 1998; 5: 8–18

Kasper S et al. Depression: Diagnose und Pharmakotherapie. Stuttgart, Georg Thieme Verlag, 1997

Leonard BE. Mechanisms of action of antidepressants. CNS Drugs 1996; 4, Suppl. 1: 1–12

Leonard BE. The comparative pharmacology of new antidepressants. J Clin Psychiatry 1996; 54 Suppl: 3-15

Maj J et al. Beurteilung von Antidepressiva mit Asolo-Schema II: ist eine pharmakologische Differenzierung der Antidepressiva möglich? Psychopharmakotherapie 1995; 2: 170–176

Möller H-J et al. Psychopharmakotherapie. Stuttgart, Kohlhammer, 2000

Müller WE et al. Johanniskraut. Dt Apoth Ztg 1999; 139 (17): 49–58

Müller WE et al. Pharmakodynamische und pharmakokinetische Grundlagen der Therapie mit Moclobemid. Psychopharmakotherapie extra 1994; 2: 4–8

Müller WE, Eckert A. Pharmakodynamische Grundlagen der Therapie mit spezifischen Serotonin-Wiederaufnahmehemmern. Psychopharmakotherapie Supple 1997: 7: 2–8

Müller, WE. Wie wirken die neueren Antidepressiva? Psychopharmakotherapie 1997; 4 (2): 2–5

Preskorn SH. Clinical pharmacology of selective serotonin reuptake
inhibitors. Caddo, Illinois, USA: Professional Communications,
1996

Riedel M et al. Nefazodon, ein dual serotoninerges Antidepressivum. Psychopharmakotherapie 2000; 3: 117

Cytochrom P450 – Interaktionen mit Antidepressiva

Christoph Hiemke

In der Praxis werden Antidepressiva häufig mit anderen Medikamenten kombiniert. Dabei kann es durch Wechselwirkungen zu unerwünschten Wirkungen kommen, im Extremfall mit fatalem Ausgang, wie folgendes Fallbeispiel zeigt, das 1997 von Preskorn und Baker (1997) berichtet wurde:

Fallbeispiel: Fluoxetin-Amitriptylin-Interaktion

Einem ambulanten Patienten wurde zur Behandlung einer Depression 150 mg Amitriptylin/die kombiniert mit 40 mg Fluoxetin/die verschrieben. Sechs Wochen später wurde der Patient wegen einer Amitriptylinintoxikation und einem damit verbundenen Herzstillstand zu Hause tot aufgefunden. Dies war die erste in der Literatur berichtete schwere Intoxikation unter einer Kombination von Fluoxetin mit Amitriptylin. Ob bei dieser Kasuistik Fluoxetin tatsächlich eingenommen wurde, ist nicht belegt. Bekannt war aufgrund der beobachteten Mundtrockenheit, dass der Patient unter Amitriptylin-Behandlung stand. Die toxischen Amitriptylin-Spiegel, die bei einer klinisch üblichen Tagesdosis von 150 mg gefunden worden waren, sprachen für die Einnahme des selektiven Serotoninaufnahmehemmers und eine Interaktion von Amitriptylin mit Fluoxetin oder seinem Metaboliten Norfluoxetin.

Mögliche Interaktionen von und mit Antidepressiva

Arzneimittelinteraktionen sind prinzipiell während aller Phasen, die ein Medikament von der oralen Aufnahme bis zu seiner Ausscheidung durchläuft, möglich, das heißt während

- Resorption
- Bindung an Plasmaproteine
- Metabolismus
- Passage durch die Blut-Hirn-Schranke
- Bindung an Rezeptoren im Gehirn
- Elimination

Bei pharmakokinetischen Wechselwirkungen von und mit Antidepressiva ist vor allem der Metabolismus in der Leber betroffen und bei pharmakodynamischen Interaktionen die Bindung an Rezeptoren im Gehirn. Resorptions- oder Eliminationsprozesse spielen nach den bisher vorliegenden Erkenntnissen keine entscheidende Rolle. Neuere Untersuchungen weisen allerdings darauf hin, dass sich die einzelnen Antidepressiva und ihre Metabolite bei der Passage durch die Blut-Hirn-Schranke unterschiedlich verhalten. Theoretisch sind Wechselwirkungen beim aktiven Auswärtstransport der Antidepressiva aus dem Gehirn denkbar, bis jetzt jedoch nicht nachgewiesen. Die Bindung an Plasmaproteine kann ebenfalls an Interaktionen beteiligt sein. Allerdings gibt es bisher keinen Hinweis dafür, dass dies klinisch bedeutsam ist.

Metabolismus von Antidepressiva

Lipophile Substanzen wie Antidepressiva (Abb. **1**) sind für den Energiestoffwechsel oder den Strukturaufbau nicht nutzbar. Sie werden vom menschlichen Organismus umgebaut, um eliminiert werden zu können (Abb. **2**). Alte und neue Antidepressiva werden zu diesem Zweck in einer so genannten Phase-I-Reaktion über Enzyme des Cytochrom-P450-Systems funktionalisiert, z.B. durch Hydroxylierung. Dabei sind molekularer Sauerstoff und NADPH oder NADH als Cofaktoren notwendig. In geringerem Umfang sind auch Alkohol- oder Aldehydhydrogenasen, Epoxidhydroxylasen oder andere Enzyme an den Phase-I-Reaktionen beteiligt. Das Pharmakon wird so und über eine anschließende Phase-II-Reaktion ausscheidbar gemacht.

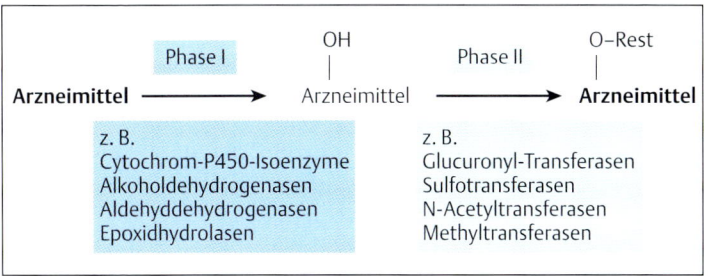

F₃C—⟨⟩—O—CH—CH₂—CH₂—NHCH₃

Fluoxetin

F₃C—⟨⟩—C—CH₂—CH₂—CH₂—CH₂—O—CH₃
‖
N
|
O—CH₂—CH₂—NH₂

Fluvoxamin

CH₃
|
N — CH
/   \
CH₂
|
OH

Venlafaxin

NC—⟨⟩—C(CH₂—CH₂—CH₂N(CH₃)₂)

Citalopram

Paroxetin

Sertralin

Reboxetin

CH₃CH₂

Nefazodon

Mirtazapin

Cl—⟨⟩—CO—NH—CH₂—CH₂—N⟨O⟩

Moclobemid

Abb. **1**   Chemische Struktur neuer Antidepressiva

	OH		O–Rest
	|		|
Arzneimittel → Phase I	Arzneimittel → Phase II		**Arzneimittel**

z. B.
Cytochrom-P450-Isoenzyme
Alkoholdehydrogenasen
Aldehyddehydrogenasen
Epoxidhydrolasen

z. B.
Glucuronyl-Transferasen
Sulfotransferasen
N-Acetyltransferasen
Methyltransferasen

Abb. **2**   Schematische Darstellung des Arzneimittelmetabolismus. Das Arzneimittel wird in der Phase-I-Reaktion funktionalisiert, z. B. durch Einbau einer Hydroxylgruppe. In der Phase-II-Reaktion wird durch Konjugation eine chemische Gruppe übertragen, meist ein Glucuronsäure- oder Schwefelsäure-Rest, um das Arzneimittel über die Niere ausscheiden zu können.

Das Cytochrom-P450-System

Das Cytochrom-P450-System ist eine große Familie von Enzymen mit breiter Substratspezifität. Viele Arzneimittel werden daher nicht nur von einem, sondern verschiedenen P450-Enzymen erkannt und umgesetzt. Das P450-System ist vermutlich über 3,5 Milliarden Jahre alt. Mittlerweile sind mehr als 1000 verschiedene Gene im Tier- und Pflanzenreich bekannt, die für distinkte Cytochrom-P450-Enzyme (CYP) kodieren. Der Name ist auf das untypische Absorptionsspektrum im CO-Spektrum zurückzuführen, das ein Maximum bei 450 nm aufweist. Für den Menschen wurden mittlerweile 59 Gene für das P450-System entdeckt, dabei auch 20 Pseudogene, d. h. Gene, die nicht zu einem funktionellen Protein führen. Das P450-System ist für den Organismus als Entgiftungssystem notwendig, um innerhalb der Umwelt mit zahlreichen toxischen Stoffen existieren zu können. Es sorgt darüber hinaus nicht nur für den Abbau und die Aussscheidung von Fremdstoffen, sondern auch für die Verwertung und den Ab- und Umbau physiologischer Substrate wie Lipide, Steroide, Arachidonsäure und deren Abkömmlinge.

Die einzelnen Isoenzyme des P450-Systems werden CYP-Familien und -Unterfamilien zugeordnet. Darüber hinaus existieren verschiedene Allelvarianten, also Polymorphismen, am bekanntesten sind die des Isoenzyms CYP 2 D6.

Die Systematik der Isoenzyme mit Familien und Unterfamilien erfolgt nicht nach funktionellen, sondern rein nach molekularbiologischen Kriterien, nämlich nach der Identität der Aminosäuresequenzen. Aus der Isoenzym-Bezeichnung kann daher nicht auf Substratspezifitäten der Enzyme geschlossen werden. Isoenzyme mit einer Sequenzidentität > 40 % werden in Familien mit arabischer Ziffer zusammengefasst, bei einer Sequenzidentität > 55 % in Unterfamilien mit großem Buchstaben. Das Isoenzym CYP1 A2 ist z. B. das Enzym Nr. 2 der Unterfamilie „A" in der CYP-Familie „1". Zusätzlich werden noch diverse Sternvarianten differenziert, die die verschiedenen polymorphen Enzyme darstellen.

Am Abbau von Antidepressiva sind im Wesentlichen die folgenden fünf Isoenzyme beteiligt:

– CYP1 A2
– CYP2 C9
– CYP2 C19
– CYP3 A4
– CYP2 D6

Vorkommen der Cytochrom-P450-Enzyme

Der Großteil der einzelnen P450-Enzyme kommt in der Leber vor, aber auch in Lunge, Darmmukosa und Niere. In der menschlichen Leber findet sich im Durchschnitt folgende Verteilung:

– CYP3 A 29 %
– CYP2 D6 1,5 %
– CYP2 E1 7 %
– CYP1 A2 13 %
– CYP2 C 18 %
– Andere (0,5 %)

Das am stärksten exprimierte Isoenzym in der Leber ist CYP3 A4. Aufgrund seiner Polymorphismen ist CYP2 D6 das am besten untersuchte Isoenzym, allerdings spielt es quantitativ in der Leber eine untergeordnete Rolle. Dieses Enzym kann aber je nach Substanz im Stoffwechsel eine qualitativ herausragende Aufgabe haben: mindestens 30 verschiedene Substrate sind mittlerweile bekannt, die über CYP2 D6 abgebaut werden.

Die oben angegebene durchschnittliche Expression der einzelnen CYP-Isoezyme kann inter- und intraindividuell stark variieren. Dies hängt zum einen von der genetischen Disposition des einzelnen Patienten ab, wohl bekannt für CYP2 D6, variiert zum anderen aber auch durch die jeweiligen Xenobiotika, die ein Patient zu sich nimmt. Ein Proband, der raucht, Alkohol konsumiert und Carbamazepin einnimmt, weist im Gegensatz zu einem Probanden ohne diese Xenobiotika ein unterschiedliches Expressionsmuster der Isoenzyme CYP 1 A2, CYP 2 E1 und CYP 3 A4 auf: Durch Alkohol wird CYP 2 E1 induziert, durch Rauchen CYP1 A2 und durch Carbamazepin CYP3 A4. CYP2 D6 wird durch diese Xenobiotika nicht in seiner Expression beeinflusst. Es kann jedoch aufgrund eines genetischen Defektes fehlen. Etwa 7 bis 10 % der Mitteleuropäer besitzen kein funktionstüchtiges CYP2 D6, sie sind genotypisch und phänotypisch poor metabolizer (PM) von CYP2 D6, im Gegensatz dazu sind die meisten Individuen extensive metabolizer (EM) von katalytisch aktivem CYP2 D6.

Konsequenzen von Arzneimittelinteraktionen

Bei pharmakokinetischen Interaktionen am Cytochrom-P450-System ist prinzipiell eine Hemmung oder eine Induktion von CYP-Enzymen möglich. Wenn ein CYP-Isoenzym durch ein Medikament (A) gehemmt oder induziert wird und ein zweites eingenommenes Medikament (B) durch das gehemmte bzw. induzierte Enzym abgebaut wird, dann steigen die Wirkspiegel von Medikament B bei Hemmung und fallen bei Induktion (Abb. 3). Dies hat unterschiedliche Konsequenzen. Bei Hemmung droht eine Intoxikation, bei Induktion Wirkverlust. Enzyminduzierende Potenz hat nach heutiger Kenntnis Johanniskraut (Johne et al., 2002), wahrscheinlich durch seinen Inhaltsstoff Hyperforin, welches CYP3 A4 induziert (Moore et al. 2000). Die meisten von neuen Antidepressiva ausgehenden Arzneimittel-Wechselwirkungen sind Hemmeffekte (Baumann, 1996, Brøsen, 1998, Eckert et al., 1992, Hiemke und Härtter, 2000).

In seltenen Einzelfällen kann eine Arzneimittelwechselwirkung mit Anstieg der Wirkspiegel auch therapeutisch nützlich sein (Silver et al., 1996, Jefferson, 1998, Hiemke, 1997). Beispielsweise gibt es Patienten, die extrem rasche Metabolisierer für ein verabreichtes Medikament sind und bei therapeutisch üblichen Dosen keine wirksamen Spiegel aufbauen. Sie benötigen hohe Dosen, die jedoch hohe maximale Konzentrationen am Wirkort und unter Umständen ausgeprägte Nebenwirkungen verursachen. Bei solchen Patienten kann durch die Gabe eines CYP-Inhibitors ein überaktives Enzym in seiner katalytischen Aktivität gehemmt werden, so dass normale Dosen des Medikamentes ausreichen, um einen therapeutischen Effekt zu erzielen. Solche Pharmacoenhancer-Strategien erfordern allerdings spezielle Kenntnisse in Pharmakokinetik und müssen durch Drugmonitoring überwacht werden.

Um vorherzusagen, ob bei einer vorgesehenen Kombinationstherapie mit Wechselwirkungen zu rechnen ist, sollten folgende
Aspekte bedacht werden.

– Substrat- und Inhibitoreigenschaften der Arzneimittel für
P450-Enzyme
– Toxische Eigenschaften der kombinierten Medikamente
– Es sollte bekannt sein, ob ein Medikament ein Induktionspoten-
zial hat (gut bekannt sind die induktiven Effekte von Antikon-
vulsiva, für Antidepressiva ist bisher keine Enzyminduktion be-
kannt, allerdings fehlen systematische Untersuchungen).
– Der Arzt muss über kritische Arzneimittelinteraktionen und die
Konsequenzen informiert sein und Risiken und Nutzen abwägen.
– Medikamente mit Interaktionspotenzial sollten bei Mehrfach-
medikation möglichst vermieden werden.

Insbesondere Inhibitoreigenschaften an den P450-Enzymen erhöhen das Risiko für Arzneimittelinteraktionen. Bei der Zulassung
neuer Substanzen zählen daher heute Untersuchungen der Wechselwirkungen mit dem P450-System zu den Standarduntersuchun-
gen. Hierzu stehen gut etablierte Expressionssysteme mit huma-
nen rekombinanten P450-Enzymen zur Verfügung.

Wird bei der Untersuchung eines Pharmakons beobachtet, dass
die Substanz fast ausschließlich über CYP2 D6 abgebaut wird, führt
dies in der Regel dazu, dass die weitere Forschung mit dieser Substanz eingestellt wird. Dann sind Patienten mit nicht aktivem
CYP2 D6, die 7 bis 10 % PM von CYP2 D6, Risikopatienten für eine
Behandlung mit dem potenziellen neuen Medikament.

Tab. **1** Pharmakokinetik von Mirtazapin bei Probanden mit extensive (EM)
oder poor metabolizer (PM) CYP2 D6-Genotyp und -Phänotyp

	EM-Probanden mit intaktem CYP2 D6	EM-Probanden ohne funktionelles CYP2 D6
Clearance (L/h/kg)	0,51+/–0,18	0,49+/–0,22
T1/2 (h)	23,4+/–8,2	23,3+/–7,0
Cmax (nmol/L)	191 +/–89	152+/–63

Nach Dahl et al. 1997

Für Mirtazapin wurde die Beteiligung der einzelnen Enzyme an den verschiedenen Stoffwechselschritten detailliert aufgeklärt. Der In-vitro-Befund wies dabei auf eine kompetitive Hemmung von CYP2 D6 hin. In einer Studie von Dahl et al. (1997) wurden darauf hin diese Ergebnisse in vivo an 14 Probanden überprüft.

Dabei wurde die Pharmakokinetik von Mirtazapin an insgesamt 7 EM-Probanden mit aktiven CYP2 D6-Enzymen untersucht und mit der von 7 PM-Probanden mit nicht aktivem CYP2 D6 verglichen. Nach den In-vitro-Befunden hätte man Unterschiede in Clearance und Halbwertszeit erwartet. Tatsächlich konnten aber keine Differenzen in diesen Parametern beobachtet werden. Diese In-vivo-Ergebnisse weisen darauf hin, dass das Hauptenantiomer von Mirtazapin im Gegensatz zu den Befunden der In-vitro-Studien nicht über CYP2 D6 metabolisiert wird.

Dies zeigt, dass In-vitro-Hinweise nicht ausreichend sind, um die tatsächlichen Stoffwechselwege in vivo abzuschätzen.

Neue Antidepressiva, Substrate und Inhibitoren von P450-Enzymen

Die neuen Antidepressiva sind in Tab. 2 zusammen mit aus der Literatur bekannten Substrat- und/oder Inhibitoreneigenschaften von Enzymen des P450-Systems dargestellt

Am entscheidendesten für ein Interaktionspotenzial sind die inhibitorischen Eigenschaften (Abb. 3). Substrateigenschaften sind dann relevant, wenn das Antidepressivum mit einer weiteren Substanz kombiniert wird, die ihrerseits Inhibitor des P450-Systems ist.

Hemmpotenzial von neuen Antidepressiva an Cytochrom-P450-Enzymen

Mittlerweile können ähnlich zu den Rezeptoraffinitäten Affinitäten zu den Cytochrom-Enzymen aufgestellt werden, um daraus Inhibitorkonstanten (Ki) abzuschätzen. In Tab. 3 sind die in der Literatur aufgeführten mittleren Ki-Werte der neuen Antidepressiva aufgelistet, also die Konzentrationen, bei denen das Enzym zu 50 % mit dem Inhibitor besetzt ist. Nicht berücksichtigt wurde in der

Tab. **2**   Neue Antidepressiva als Substrate und Inhibitoren von Cytochrom-P450-Enzymen (CYP)

Pharmakon	Substrat von CYP	Inhibitor von CYP
Citalopram	2 C19, 3 A4	Nein
Fluoxetin	2 C9, 2 D6	2 D6, 3 A4
Fluvoxamin	1 A2, 2 C19, 2 D6	1 A2, 2 C19
Mirtazapin	3 A4, 2 D6	Nein
Moclobemid	2 C19	2 C19, 2 D6
Nefazodon	3 A4	3 A4
Paroxetin	2 D6, 3 A4	2 D6
Reboxetin	3 A4	2 D6, 3 A4
Sertralin	3 A4, 2 C19	3 A4, 2 D6
Venlafaxin	2 D6, 3 A4	Nein

Tab. **3**, dass einige Antidepressiva chirale Verbindungen sind. Die Isomere besitzen zum Teil deutlich unterschiedliche CYP-Hemm-aktivitäten (Baumann, 1996, Margolis et al., 2000).

Die in der Literatur angegebenen Werte variieren allerdings zum Teil erheblich, da noch kein einheitlicher Standard definiert wurde, wie die Hemmkonstanten zu ermitteln sind. Aus Tab. **3** kann man grob abschätzen, ob mit Interaktionen zu rechnen ist. Liegt die Konstante Ki im unteren mikromolaren Bereich, z.B. für Fluoxetin bei 5, dann ist dieser Wert klinisch relevant und Inter-aktionen sind zu erwarten, liegt sie dagegen im Bereich von 10 Mikromol oder größer, spielt die Hemmung in der Regel keine Rolle. Weitere Informationen sind in Tabellenwerken oder auch im Internet angegeben (z.B. unter **www.gipsy.uni.goettingen.de** oder **http://medicine.inpui.edu/flockhart/** oder **http://mhc.com/ Cytochromes/links.HTML**). Dabei sollte nicht nur überprüft wer-den, ob, sondern auch wie das Pharmakon interagiert. Ist z.B. an-gegeben, dass die Konzentration einer Substanz x, die mit dem Antidepressivum y kombiniert wird, um den Faktor 1,5 ansteigt, liegt dies häufig noch im Bereich der biologischen Varianz und ist nicht relevant. Entscheidende Hinweise liefern systematische Untersuchungen und Fallberichte zu Intoxikationen und Warnhinweise der Firmen in den Fachinformationen. In Tab. **3** sind diese Faktoren in der Bewertung der Substanzen berücksichtigt, demnach können unter Fluoxetin, Fluvoxamin, Nefazodon und Paroxetin relevante Interaktionen auftreten. Ob die in vivo für Moclobemid nachgewiesenen pharmakokinetischen Hemmeffekte auf CYP2 D6, CYP1 A2 und CYP2 C19 (Gram et al., 1995) klinisch relevant sind, ist derzeit unklar.

Wie die Tab. **2** und **3** zeigen, unterscheiden sich die verschiedenen neuen Antidepressiva bezüglich ihrer Substrat- und Hemmeigenschaften an Cytochrom-P450-Enzymen zum Teil erheblich. Darüber hinaus halten die Hemmeffekte, abhängig von der Eliminationshalbwertszeit des Inhibitors, nach deren Absetzen unter-

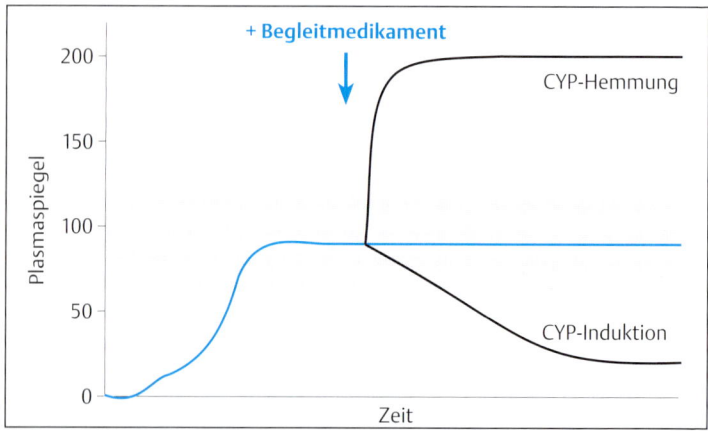

Abb. **3** Effekte von Arzneimittelwechselwirkungen auf die Plasmaspiegel (willkürliche Einheiten) eines zum Zeitpunkt t = 0 verabreichten Medikamentes. Nach Einstellen des Steady state auf therapeutisch wirksame Plasmaspiegel (grau hinterlegter Bereich) des ersten Medikamentes und nach Zugabe des Begleitmedikamentes (Pfeil) wird der Abbau des 1. Medikamentes entweder gehemmt oder induziert. Hemmeffekte setzen unmittelbar nach Zugabe des Begleitmedikamentes ein. Die Plasmaspiegel steigen an, unter Umständen resultieren toxische Nebenwirkungen. Induktive Effekte setzen mit Verzögerung ein, da Enzymprotein neu gebildet werden muss. Nach einer Latenz von wenigen Tage bis zu drei Wochen sinken die Blutspiegel. Es besteht die Gefahr des Wirkverlustes.

Tab. **3** Inhibitorkonstanten Ki (μmol/l) neuer Antidepressiva

	CYP1 A2	CYP2 C19	CYP2 D6	CYP3 A4	Bewertung[*]
Citalopram	>10	87	12	>10	Unbedeutend
Fluoxetin	>10	5,2	1	110	CYP2 D6
Norfluoxetin	>10	1,1	1,5	11	CYP2 C19,CYP2 D6
Fluvoxamin	0,2	<1	12	35	CYP1 A2>CYP2 C19
Paroxetin	5,5	7,5	0,5	>50	CYP2 D6
Mirtazapin	159	n.u.	41	210	Unbedeutend
Moclobemid	+		+		Unklar
Nefazodon	65		22	1,5	CYP3 A/4
Sertralin	9	2	25	>50	Unbedeutend
Reboxetin	>10	>10	12	11	Unbedeutend
Venlafaxin	>10		4	>10	Unbedeutend

Nach Ball et al., 1997, Dahl et al., 1997, Gram et al., 1995, Hiemke und Härtter, 2000, Kobayashi et al., 1999, Störmer et al., 2000, von Moltke et al., 1999, Wienkers et al., 1999
[*] Eine Interaktion wurde als klinisch relevant bewertet, wenn Fallberichte kritische Interaktionseffekte berichtet haben, die wahrscheinlich durch Kombinationsbehandlungen zustande gekommen sind
+ Hemmeffekt nachgewiesen, Ki-Werte nicht ermittelt.

schiedlich lange an. In einer kürzlich berichteten Untersuchung von Liston und Mitarbeitern (2002) war nach dem Absetzen von Sertralin, Paroxetin oder Fluoxetin eine gehemmte CYP2 D6-Aktivität unter den ersten beiden Substanzen nach 3 Wochen wieder auf ungehemmte basale Werte zurückgekehrt, unter Fluoxetin erst nach 9 Wochen. Wegen der lange Zeit anhaltenden Hemmeffekte von Fluoxetin und seinem Metaboliten Norfluoxetin kann es vorkommen, dass an die Vorbehandlung nicht mehr gedacht wird und auch nach dem Absetzen von Fluoxetin Interaktionsprobleme auftreten.

Konsequenzen der P450-Hemmung

Wie bereits oben ausgeführt, wird durch einen Inhibitor des P450-Systems die Clearance eines Arzneimittels blockiert. Es

kommt zu einem Anstieg des Plasmaspiegels und damit der Wirk-
konzentration, die gegebenenfalls über den therapeutisch er-
wünschten Bereich auf toxische Konzentrationen steigen kann
(Abb. **3**).

Zur Beurteilung der Relevanz einer Interaktion von Arzneimitteln
sind neben den Veränderungen der Wirkspiegel die Toxizität der
Substanz und die Empfindlichkeit des Patienten entscheidend. Bezüglich Toxizität sind kardiale Effekte von besonderer Bedeutung,
Risikopatienten sind insbesondere Alterspatienten (Cadieux, 1999)
oder Patienten mit Begleiterkrankungen. Ein Indikator für kardiale
Nebenwirkungen eines Medikamentes ist die der QT-Zeit-Verlängerung im Elektrokardiogramm (EKG):

QT-Zeit-Verlängerung

Viele Medikamente, die Inhibitoren der P450-Enzyme sind, führen
zu einer QT-Zeit-Verlängerung im EKG (Porenta, 2000), z.B. Anti-
arrhythmika wie Chinidin, Antihistaminika, z.B. Terfenadin, aber
auch viele Psychopharmaka (Reilly et al., 2000), wie Tab. **4** zeigt.

Wird ein Medikament der Tab. **4** kombiniert mit einem Medikament, das Inhibitor des das erste Medikament metabolisieren-
den P450-Enzyms ist, dann ist mit einer Verlängerung der QT-
Zeit zu rechnen und es besteht ein kardiotoxisches Risiko, z.B. bei
Kombination von Amitriptylin (Substrat von CYP2 D6) und Fluoxetin (Inhibitor von CYP2 D6), von Pimozid (Substrat von
CYP1 A2) und Fluvoxamin (Inhibitor von CYP1 A2) oder von Trimipramin (Substrat von CYP2 D6) und Paroxetin (Inhibitor von
CYP2 D6).

Ist die QT-Zeit-Veränderung sehr stark ausgeprägt, können
Herzrhythmusstörungen auftreten, so genannte Torsades de Poin-
tes, die in seltenen Fällen zum plötzlichen Herzstillstand führen
können. Sehr empfindlich reagieren Patienten, die bereits vor der
medikamentösen Behandlung längere QT-Zeit-Intervalle aufweisen. Im Internet kann unter http://www.qtdrugs.org eine Liste von
Medikamenten mit QT-Zeit-verlängernder Wirkung heruntergela-
den werden, die in regelmäßigen Abständen aktualisiert wird.

In dem oben angeführten Fallbeispiel mit einer Amitriptylin-
Fluoxetin-Kombination können z.B. nach dieser Aufzählung beide

Tab. **4** QT-Zeit-verlängernde Medikamente und am Metabolismus beteiligte Cytochrom-P450-Enzyme (in Klammern)

Amitriptylin (CYP2 C19, CYP2 D6)
Amitriptylinoxid (CYP2 C19)
Astemizol (CYP3 A4)
Chinidin (CYP3 A4)
Chinin (CYP3 A4)
Chlorpromazin (CYP2 D6)
Cisaprid (CYP3 A4)
Clomipramin (CYP1 A2, CYP2 C19, CYP2 D6)
Clozapin (CYP1 A2, CYP2 C19, CYP3 A4)
Desipramin (CYP2 D6)
Doxepin (CYP1 A2, CYP2 C19)
Erythromycin (CYP3 A4)
Fluoxetin (CYP2 D6, CYP3 A4)
Fluphenazin (CYP2 D6)
Haloperidol (CYP3 A4, CYP2 D6)
Imipramin (CYP1 A2, CYP2 C19, CYP3 A4)
Levopromazin (CYP1 A2, CYP2 D6, CYP2 C)
Maprotilin (CYP2 D6)
Mefloquin (CYP3 A4)
Nortriptylin (CYP2 D6)
Olanzapin (CYP1 A2, CYP2 C)
Perazin (CYP2 D6)
Perphenazin (CYP2 D6)
Pimozid (CYP3 A4, CYP1 A2)
Promethazin (CYP2 D6)
Quetiapin (CYP2 D6, CYP3 A4)
Risperidon (CYP2 D6)
Terfenadin (CYP3 A4)
Thioridazin (CYP1 A2)
Trifluoperazin (CYP1 A2)
Trimipramin (CYP1 A2, CYP2 D6, CYP2 C)
Zotepin (CYP3 A4, CYP2 C19)
Zuclopenthixol (CYP2 D6)

verordnete Antidepressiva kardiotoxisch wirken, gleichzeitig wurde die Amitriptylin-Konzentration durch die CYP-Hemmung in den toxischen Bereich angehoben.

Fazit

Viele neue Antidepressiva sind Inhibitoren von Cytochrom-P450-Enzymen. Bei Kombinationsbehandlungen müssen daher mögliche Arzneimittelinteraktionen bedacht werden. Die meisten Kombinationsbehandlungen sind unproblematisch, in Einzelfällen können jedoch schwer wiegende Interaktionen mit Intoxikationen resultieren.

Für die Beurteilung, ob die Kombination eines neuen Antidepressivums mit einem anderen Medikament bezüglich Interaktionen problematisch ist, sind folgende Überlegungen wichtig:
– CYP-Induktion oder
– CYP-Hemmung sind durch die verabreichten Medikamente möglich, es sind
– Veränderungen der Wirkspiegel eines Medikamentes zu erwarten und dadurch mit
– Toxizität, eventuell Kardiotoxizität (QT-Zeit-Verlängerung)

Ob ein Interaktionsrisiko für den zu behandelnden Patienten besteht hängt außerdem ab vom
– Metabolisiererstatus des Patienten und der
– Reagibilität des Patienten

=> Jede Kombinationsbehandlung muss unter Beachtung von Medikamenten- und Patienteneigenschaften individuell bewertet werden

Fallbeispiele

Trimipramin-Intoxikation durch Interaktion mit Fluoxetin

Einer Patientin waren in der Vorgeschichte mehrfach unterschiedliche Antidepressiva verordnet worden, die letzte Medikation (eine Woche zuvor) war Fluoxetin mit unsicherer Compliance.

Wegen Nonresponse wurde eine Therapie mit 100 mg Trimipramin angesetzt, die zu einer schweren Trimipramin-Intoxikation mit AV-Block führte.

Aufgrund der langen Halbwertszeit von Fluoxetin und seines Metaboliten Norfluoxetin waren auch nach einer Woche die CYP2 D6-Enzyme noch gehemmt, so dass es dadurch zu einer toxischen Erhöhung der Trimipraminkonzentration kam.

Induktiver Effekt durch ein Johanniskrautpräparat

Ein Patient nach Herztransplantation, der mit Cyclosporin behandelt wurde, erhielt 900 mg Johanniskrautextrakt verabreicht. Durch die Induktion von CYP3 A4 kam es zu einem akuten Abfall der Cylosporin-Spiegel. Es bestand die Gefahr, dass das Transplantat abgestoßen wird.

Paroxetin-Trimipramin-Interaktion

Eine Patientin erhielt 150–200 mg Trimipramin und zeigte im Drugmonitoring einen ungenügenden Trimipramin-Spiegel. Eine Kombination mit 20 mg Paroxetin erhöhte den Trimipramin-Spiegel auf das Dreifache und es kam zur klinischen Besserung, berichteten Leinonen et al. (1995).

Propranolol und Fluvoxamin

Die Kombination von Propranolol und Fluvoxamin würde zu einer Hemmung von CYP1 A2 und CYP2 C19 durch Fluvoxamin und von CYP2 D6 durch Propranolol führen. Es kommt zu einer Verlangsamung des Abbaus beider Arzneimittel. Liegen die Konzentrationen im normalen Bereich, führt dies wahrscheinlich nicht zu relevanten Intoxikationen. Problematisch kann die Situation jedoch werden, wenn ein weiteres Medikament zusätzlich verabreicht wird, da bereits drei Enzyme inhibiert sind.

Codein und Fluoxetin oder Paroxetin

Werden Codein und Fluoxetin bzw. Paroxetin kombiniert, erfolgt durch die CYP2 D6-Hemmung von Paroxetin bzw. Fluoxetin eine stark verlangsamte Umsetzung von Codein zu Morphin. Es wird keine ausreichende schmerzlindernde Codein-Wirkung erzielt. In diesem Fall sollte besser ein Antidepressivum ohne CYP2 D6-Hemmmechanismus eingesetzt werden oder ein anderes Analgetikum.

Zusammenfassung

Viele der neuen Antidepressiva sind Hemmstoffe arzneimittelabbauender Enzyme der Cytochrom-P450-Familie. Die verschiedenen neuen Antidepressiva unterscheiden sich in ihrem Interaktionspotenzial.

- Citalopram, Mirtazapin, Reboxetin, Sertralin sind ohne klinisch relevantes Hemmpotenzial
- Fluoxetin und sein Hauptmetabolit Norfluoxetin hemmen CYP2 D6
- Fluvoxamin hemmt insbesondere CYP1 A2 und CYP2 C19
- Paroxetin hemmt CYP2 D6
- Johanniskraut induziert CYP3 A4

Das Interaktionspotenzial einiger neuer Antidepressiva ist ein Risiko, welches bei Kombinationsbehandlungen unbedingt beachtet werden muss.

Literatur

Ball SE, Ahern D, Scatina J, Kao J. Venlafaxine: in vitro inhibition of CYP2 D6 dependent imipramine and desipramine metabolism; comparative studies with selected SSRIs, and effects on human hepatic CYP3 A4, CYP2 C9 and CYP1 A2. Br J Clin Pharmacol 1997; 43: 619–626

Baumann P. Pharmacokinetic-pharmacodynamic relationship of the selective serotonin reuptake inhibitors. Clin Pharmacokinet 1996; 31: 444–469

Brøsen K. Differences in interactions of SSRIs. Int Clin Psychopharmacol 1998; 13 (Suppl. 5): S45–S47

Cadieux RJ. Antidepressant drug interactions in the elderly. Understanding the P-450 system is half the battle in reducing risks. Postgrad Med 1999; 106: 231–232

Dahl M-L, Voortman G, Alm C et al. In vitro and in vivo studies on the disposition of mirtazapine. Clin Drug Invest 1997; 13: 37–46

Eckert A, Reiff J, Müller WE. Arzneimittelinteraktionen mit Antidepressiva. Psychopharmakotherapie 1998; 5: 8–18

Gram LF, Guentert TW, Grange S, Vistisen K, Brøsen K. Moclobemide, a substrate of CYP2 C19 and an inhibitor of CYP2 C19, CYP2 D6, and CYP1 A2: a panel study. Clin Pharmacol Ther. 1995; 57: 670–677

Hiemke C. Interaktionen und Metabolismus neuerer Antidepressiva. Münchner Med Wochenschr 1997; 139: 484–486

Hiemke C, Härtter S. Pharmacokinetics of selective serotonin reuptake inhibitors. Pharmacol Ther 2000; 85:11–28

Jefferson JW. Drug Interactions – friend or foe? J Clin Psychiatry 1998; 59 (Suppl. 4); 37–47

Johne A, Schmider J, Brockmoller J, Stadelmann AM, Stormer E, Bauer S, Scholler G, Langheinrich M, Roots I. Decreased plasma levels of amitriptyline and its metabolites on comedication with an extract from St. John's wort (Hypericum perforatum). J Clin Psychopharmacol 2002; 22:46–54

Kobayashi K, Ishizuka T, Shimada N, Yoshimura Y, Kamijima K, Chiba K. Sertraline N-demethylation is catalyzed by multiple isoforms of human cytochrome P-450 in vitro. Drug Metab Dispos. 1999; 27: 763–766

Leinonen E, Kuponen HJ, Lepola U. Paroxetine increases serum trimipramine concentration. A report of two cases. Human Psychopharmacology. 1995; 10: 345–347

Liston HL, DeVane CL, Boulton DW, Risch SC, Markowitz JS, Goldman J. Differential time course of cytochrome P450 2 D6 enzyme inhibition by fluoxetine, sertraline, and paroxetine in healthy volunteers. J Clin Psychopharmacol. 2002; 22:169–173

Margolis JM, O'Donnell JP, Mankowski DC, Ekins S, Obach RS. (R)-, (S)-, and racemic fluoxetine N-demethylation by human cytochrome P450 enzymes. Drug Metab Dispos. 2000; 28:1187–119

von Moltke LL, Greenblatt DJ, Granda BW, Grassi JM, Schmider J, Harmatz JS, Shader RI. Nefazodone, meta-chlorophenylpiperazine, and their metabolites in vitro: cytochromes mediating transformation, and P450-3 A4 inhibitory actions. Psychopharmacology 1999; 145: 113–122

Moore LB, Goodwin B, Jones SA, Wisely GB, Serabjit-Singh CJ, Willson TM, Collins JL, Kliewer SA. St. John's wort induces hepatic drug metabolism through activation of the pregnane X receptor. Proc Natl Acad Sci U S A. 2000; 97:7500–7502

Porenta G. Kardiovaskuläre Nebenwirkungen von Psychopharmaka. In F König und WP Kaschka (Hrsg). Interaktionen und Wirkmechanismen ausgewählter Psychopharmaka. Stuttgart, Georg Thieme Verlag 2000; 89–103

Preskorn SH, Baker B. Fatality associated with combined fluoxetine-amitriptyline therapy. JAMA 1997; 277: 1682

Reilly JG, Ayis SA, Ferrier IN, Jones SJ, Thomas SH. QTc-interval abnormalities and psychotropic drug therapy in psychiatric patients. Lancet 2000; 355: 1048–1052

Silver H, Kushnir M, Kaplan A. Fluvoxamine augmentation in clozapine-resistant schizophrenia: an open pilot study. Biol Psychiatry 1996; 40: 671–674

Störmer E, von Moltke LL, Shader RI, Greenblatt DJ. Metabolism of the antidepressant mirtazapine in vitro: contribution of cytochromes P-450 1 A2, 2 D6, and 3 A4. Drug Metab Dispos 2000; 28:1168-1175

Timmer CJ, Sitsen JM, Delbressine LP. Clinical pharmacokinetics of mirtazapine. Clin Pharmacokinet 2000; 38:461–474

von Moltke LL, Greenblatt DJ, Giancarlo GM, Granda BW, Harmatz JS, Shader RI. Escitalopram (S-citalopram) and its metabolites in vitro: cytochromes mediating biotransformation, inhibitory effects, and comparison to R-citalopram. Drug Metab Dispos 2001; 29:1102–1109

Wienkers LC, Allievi C, Hauer MJ, Wynalda MA Cytochrome P-450-mediated metabolism of the individual enantiomers of the antidepressant agent reboxetine in human liver microsomes. Drug Metab Dispos 1999; 27:1334–1340

Moderne Antidepressiva im Vergleich – Wirkstärke (Response) und Wirkeintritt (Onset)

Hans-Peter Volz

Bei der Betrachtung der Eigenschaften von Antidepressiva stehen zwei Gesichtspunkte im Vordergrund:
1. Die Wirksamkeit und
2. die Sicherheit und Verträglichkeit.

In Bezug auf den zweiten Punkt wurden seit der Einführung der selektiven Serotonin-Wiederaufnahmehemmer (SSRI) beträchtliche Fortschritte erzielt, die heute eine relativ problemlose medikamentöse Behandlung depressiver Patienten mit adäquaten Dosen erlauben.

Somit stehen die Sicherheits- und Verträglichkeitsvorteile moderner Antidepressiva außer Zweifel, allerdings ist die Frage, ob Wirksamkeitsunterschiede zwischen den modernen Antidepressiva bestehen, bisher nicht umfänglich untersucht worden.

Wirksamkeit wird durch zwei Parameter, die Wirkstärke (Response) und den Wirkeintritt (onset of efficacy), festgelegt. Im Folgenden werden also die bis März 2002 veröffentlichten vergleichenden Untersuchungen zu modernen Antidepressiva im Hinblick auf die genannten zwei Wirksamkeitsparameter zusammengefasst und kritisch diskutiert werden.

Definitionen

– Die Response wird definiert als Abnahme der depressiven Symptomatik. Operationalisiert kann dieser Parameter z.B. in Form der so genannten Response-Rate werden durch eine Abnahme des Gesamtpunktwertes auf der Hamilton Depression Rating Scale (HAMD) oder auf der Montgomery-Asberg Rating Scale (MADRS) von mindestens 50 % oder als „gute" oder „sehr gute" Verbesserung anhand des CGI-(Clinical Global Impression-)Werts. Eine besondere Form der Response stellt die Remission dar, definiert als weitgehende Symptomfreiheit und operationalisiert z.B. durch einen HAMD-Wert $\leq$ 7 oder einen MADRS-Wert $\leq$ 10.

– Eine einheitliche, verbindliche Definition des „Onset" existiert nicht. Am sinnvollsten scheint es, von einem Wirksamkeitseintritt zu einem bestimmten Zeitpunkt zu sprechen, wenn ein statistisch signifikanter Unterschied eines Antidepressivums z.B. zu Plazebo das erste Mal auftritt und die bis zu diesem Zeitpunkt eingesetzte Symptombesserung auch klinisch relevant ist.

Die im Folgenden beschriebene Studie soll diese Unterschiede verdeutlichen: In der Untersuchung von Guelfi et al. (1995) wurden hospitalisierte Patienten mit Major Depression und Melancholie (initialer MADRS-Score: ca. 35) entweder mit Venlafaxin (Dosis: Initial 150 mg/die, erhöht bis auf 375 mg/die) oder mit Plazebo behandelt. Ab Tag 4 der Behandlung wurde zum ersten Mal ein statistisch signifikanter Unterschied zwischen den beiden Gruppen beobachtet, aber erst ab Tag 7 war dieser Unterschied auf der Montgomery-Asberg-Skala größer als 4 Punkte (Abb. **1**). Ab diesem Zeitpunkt sind also die oben definierten Bedingungen erfüllt, d.h. die Verbesserung ist statistisch signifikant unterschiedlich im Vergleich zu Plazebo und gleichzeitig auch klinisch relevant. Dies ist ein Hinweis darauf, dass im Vergleich zu Plazebo Venlafaxin hier einen sehr schnellen Wirkeintritt hat. Dies ist auch eines der Beispiele dafür, dass es zumindest durch bestimmte Dosierungsvorschriften möglich ist, die Wirklatenz im Rahmen von klinischen Studien deutlich zu verkürzen.

In den meisten Vergleichsstudien wird die klassische Onset-Definition jedoch nicht verwendet, sondern es wird nur untersucht, ob in einer der Gruppen eine frühere Response auftritt als in den anderen. Man muss daher sehr genau darauf achten, welches Kriterium zur Definition eines früheren Wirkeintritts jeweils herangezogen wird. Dieses Problem ist zu einem großen Teil darauf zurückzuführen, dass die meisten direkten Vergleichsstudien nicht daraufhin angelegt sind, einen frühen Wirkeintritt zu messen.

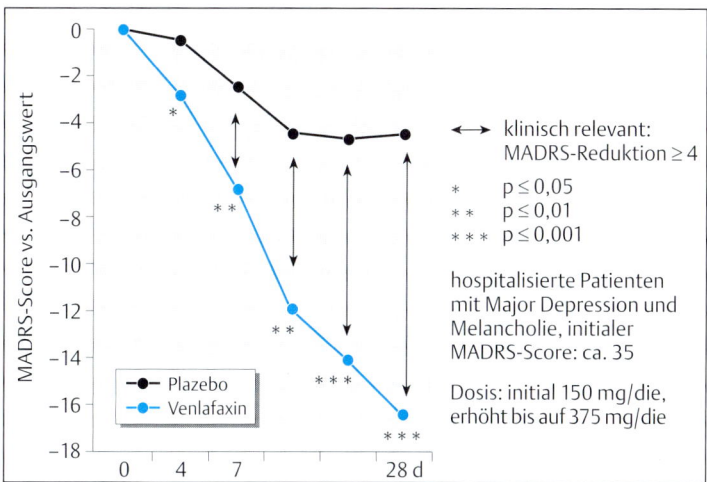

Abb. 1 Problematik der Wirkeintritt-(Onset-)Bestimmung am Beispiel des Vergleichs Venlafaxin vs. Plazebo. An Tag 4 besteht zwar bereits eine statistisch signifikante Überlegenheit von Venlafaxin gegenüber Plazebo, aber erst am Tag 7 ist dieser Unterschied auch klinisch relevant (hier definiert als ein Unterschied in der MADRS > 4 Punkten) (nach Guelfi et al., 1995).

SSRI vs. SSRI

In Bezug auf die Response haben verschiedene Metaanalysen (z. B. Mace und Taylor, 2000; 13 Studien mit insgesamt 2091 Patienten = 161 Patienten/Studie) keine Unterschiede zwischen den einzelnen SSRIs beschrieben.

Was den Wirkeintritt betrifft, gehen die meisten Autoren davon aus, dass hier ebenfalls keine Unterschiede zwischen den einzelnen SSRIs bestehen. Eine Vergleichsstudie (Patris et al., 1996; Bougerol et al., 1997) von Citalopram gegen Fluoxetin hat allerdings Unterschiede erbracht. Dabei wurden Patientengruppen untersucht, die entweder von Psychiatern oder von Allgemeinärzten behandelt wurden. Die Patienten (n = 316), die fachärztlich versorgt wurden, erhielten 20 mg Fluoxetin oder 40 mg Citalopram, die Patienten bei den Allgemeinärzten (n = 314) 20 mg Fluoxetin oder 20 mg Citalopram. Die Response, die anhand der MADRS bestimmt wurde, unterschied sich innerhalb der Behandlungsgruppen nicht signifikant. Wurde bei der Auswertung jedoch die Response als Verbesserung auf einen Wert kleiner 13 auf dieser Skala als Remissionsmaß definiert, dann war bei den Allgemeinärzten der Unterschied zwischen der Citalopram- und der Fluoxetingruppe in Woche 2 (p < 0,034) und 4 (p < 0,054) signifikant. Citalopram hat nach dieser Definition einen früheren Wirkeintritt als Fluoxetin.

In einer weiteren Analyse der Daten wurde als Remission eine Besserung auf einen Wert kleiner 8 auf der HAMD zugrunde gelegt. Eine Subanalyse der schwer depressiven, von Psychiatern behandelten Patienten (initialer HAMD > 25, n = 59) zeigte dann, dass bei dieser Gruppe hochsignifikant (p < 0,003) mehr Patienten unter Citalopram remittierten. D.h., diese Einzelstudie ergibt in Abweichung zu dem einleitenden Satz dieses Kapitels Response- und Onset-Unterschiede zwischen zwei SSRI.

SSRI vs. Venlafaxin

Die Datenlage für Vergleichsstudien zwischen den SSRI und Venlafaxin ist deutlich besser als bei den SSRI-Vergleichsstudien. Insgesamt wurde Venlafaxin in mehreren Studien sowohl mit Fluoxetin, Paroxetin als auch mit Sertralin verglichen.

Fluoxetin vs. Venlafaxin

Venlafaxin > Fluoxetin in 2 von 3 Studien

Exemplarisch soll auf eine Studie (Clerc et al., 1994), die ein besonders schwer zu behandelndes Patientenklientel, nämlich stationäre Patienten mit melancholischer Depression, einschloss, etwas näher eingegangen werden. Die Studienteilnehmer erhielten entweder Venlafaxin (n = 33, 200 mg/die) oder Fluoxetin (n = 34, 40 mg/die). Als Response-Kriterien galten hier HAMD ≤ 50 %, MADRS ≤ 50 % und CGI-Verbesserungs-Wert 1 und 2 („sehr viel" und „viel" verbessert). Nach diesen Kriterien zeigten zu Woche 4 unter Venlafaxin statistisch signifikant (p < 0,05) mehr Patienten eine Response als unter Fluoxetin (im MADRS ≤ 50 %-Wert: 76 vs. 47 % der Patienten, p = 0,024). Zu Woche 6 war die Response unter Venlafaxin immer noch höher, allerdings bestand kein statistisch signifikanter Unterschied mehr.

Sertralin vs. Venlafaxin

Venlafaxin > Sertralin bei ambulanten Patienten überlegen

In einer Vergleichsstudie Venlafaxin (n = 59, 75–150 mg/die) vs. Sertralin (n = 60, 50–100 mg/die) bei ambulant depressiven Patienten (Mehtonen et al., 2000) wurde eine signifikant höhere Response (HAMD ≤ 50 %, 83 vs. 68 % der Patienten, p = 0,05) und Remission (HAMD < 10, 68 vs. 45 % der Patienten, p < 0,008) unter Venlafaxin im Vergleich zu Sertralin nach 8 Behandlungswochen gefunden, für die Response bestand bereits zu Woche 6 ein statistisch signifikanter Unterschied zu Gunsten von Venlafaxin.

Paroxetin vs. Venlafaxin

Venlafaxin > Paroxetin bei therapieresistenten Depressionen

Venlafaxin war Paroxetin bei therapieresistenten Depressionen überlegen (Poirier und Boyer, 1999). Als Kriterium für die Response galt eine Reduktion um mehr als 50 % auf der HAMD-17-Skala und eine Verbesserung auf CGI 1 oder 2, d. h. „gut" oder „sehr gut". Für die Remission wurde eine Verbesserung auf einen HAMD-17-Wert < 10 definiert. Die Patienten mit einem initialen HAMD-17-Wert von ca. 24 wurden entweder auf Paroxetin (n = 62, mittlere Tagesdosis: 36,3 mg) oder Venlafaxin (n = 61, 269 mg) eingestellt und vier Wochen behandelt. Unter Venlafaxin wurden eine deutlich höhere Response (52 % der Patienten vs. 33 %, p = 0,044) und Remissionsrate (37 % vs. 18 %, p = 0,01) als unter Paroxetin beobachtet.

Metaanalyse Onset/Response Venlafaxin vs. SSRIs vs. Plazebo bei ambulanten Patienten

Venlafaxin > SSRI

In der Metaanalyse von Thase et al. (2001) wurden alle Daten aus den Vergleichsstudien zwischen SSRI und Venlafaxin zu Onset bzw. Response bei ambulanten Patienten zusammen ausgewertet. Dabei wurden insgesamt 446 Patienten mit Plazebo behandelt, 748 mit SSRI und 851 mit Venlafaxin. Remissionskriterium war Reduktion des HAMD-17-Werts < 8. Bereits zu Woche 4 waren unter Venlafaxin mehr Patienten unter Remission als unter SSRI und Plazebo. Dies galt auch für Woche 6 und 8 (Abb. 2).

SSRI vs. Mirtazapin

Bisher wurden drei Vergleichsstudien (Tab. 1) zwischen Mirtazapin und Fluoxetin, Paroxetin sowie Citalopram veröffentlicht.

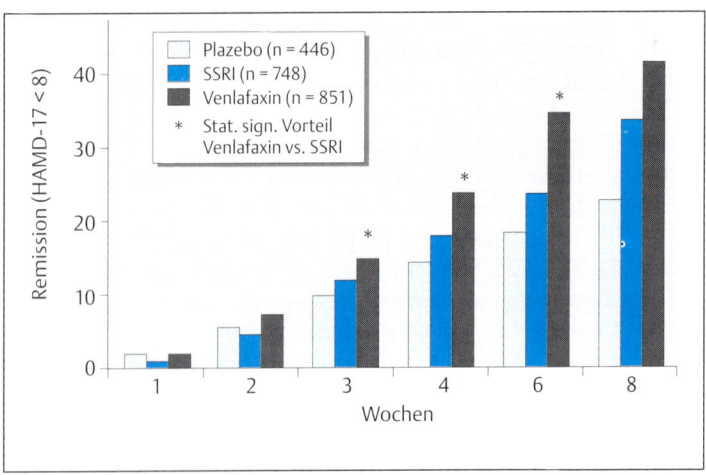

Abb. 2   Metaanalyse der Studien von Venlafaxin vs. SSRIs vs. Plazebo. Dargestellt sind die erreichten Remissionen (HAMD-17 < 8 Punkte). Zwischen der Woche 3 und 6 ist ein statistisch signifikanter Vorteil für Venlafaxin vs. den SSRI gegeben, der zu Woche 8 nicht mehr signifikant ist (nach Thase et al., 2001).

Tab. **1** Demographische Daten

	Mirtazapin vs. Fluoxetin (Wheatley et al., 1998)	Mirtazapin vs. Paroxetin (Benkert et al., 2000)	Mirtazapin vs. Citalopram (Leinonen et al., 1999)
Einschlusskriterien	HAMD-17>21	HAMD-17>18	MADRS>22
Patienten	Mirtazapin: n = 60/Fluoxetin: n = 63	Mirtazapin: n = 127/Paroxetin: n = 123	Mirtazapin: n = 137/Citalopram: n = 133
Dosis (mg/die)	Mirtazapin: 15-60, durchschn. 39,8 Fluoxetin: 20-40, durchschn. 23,8	Mirtazapin: 15-45, durchschn. 22,9 Paroxetin: 20-40, durchschn. 32,7	Mirtazapin: 15-60, durchschn. 37,3 Citalopram: 20-60, durchschn. 36,6
HAMD/MADRS Baseline	26	22	29
Responder in % (≦ 50 % HAMD/ MADRS	Mirtazapin: 66,7 Fluoxetin: 46,0	Mirtazapin: 58,3 Paroxetin: 53,7	Mirtazapin: 85,3 Citalopram: 88,0
Dauer	6 Wochen	6 Wochen	8 Wochen
Ergebnis	Fluoxetin < Mirtazapin	Paroxetin < Mirtazapin	Citalopram < Mirtazapin

Fluoxetin vs. Mirtazapin

Fluoxetin < Mirtazapin

In dieser Studie (Wheatley et al., 1998) wurden überwiegend ambulant behandelte Patienten mit einem durchschnittlichen initialen HAMD-Wert von 22 eingeschlossen. In Woche 4 bestand ein statistisch signifikanter Unterschied ($p < 0,05$) in der Anzahl der Responder (HAMD-Reduktion ≥50 %) zugunsten von Mirtazapin. Auch zu den anderen Messzeitpunkten wurden trendmäßig mehr Responder in der Mirtazapin- als in der Fluoxetingruppe gefunden. Dieser Effekt ist nicht nur ein Skaleneffekt der HAMD, die neben der eigentlichen depressiven Symptomatik u. a. auch den Faktor Schlaf erfasst, somit einen generellen Vorteil sedierender Antidepressiva vs. nichtsedierender Antidepressiva gerieren kann. Der Effekt wurde u. a. auch in dem HAMD-Subitem 1 „depressive Symptomatik" bestätigt.

Paroxetin vs. Mirtazapin

Paroxetin < Mirtazapin

Bei dieser Vergleichsstudie mit ambulanten depressiven Patienten von Benkert et al. (2000) war bereits zu Woche 1 ein signifikanter Unterschied in der HAMD-Skala zugunsten von Mirtazapin zu beobachten (Abb. **3**). Allerdings erreicht diese Differenz in der ersten Woche kein klinisch relevantes Ausmaß, so dass aus diesem Ergebnis nicht auf einen früheren Wirkeintritt von Mirtazapin im Vergleich zu Paroxetin geschlossen werden darf.

Die Ergebnisse zu Woche 1 wurde in dieser Studie auch nach den einzelnen Items der HAMD-Skala „Depression", „Schlaf", „Agitation", „Angst" sowie „Somatisierung" im Vergleich Paroxetin zu

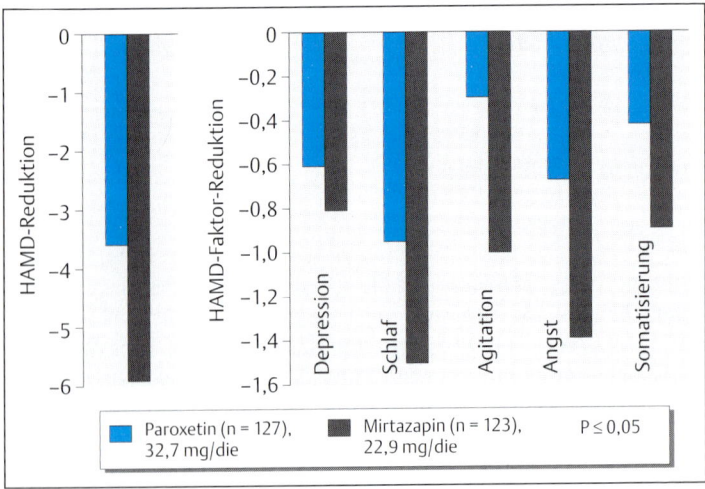

Abb. **3** Paroxetin vs. Mirtazapin bei ambulanten depressiven Patienten, Reduktion von HAMD-Werten und HAMD-Faktoren zur Woche 1 (nach Benkert et al., 2000).

Mirtazapin ausgewertet. Dabei zeigte sich im Item „Depression" ebenfalls ein Vorteil für Mirtazapin. Der zwischen beiden Substanzen beobachtete Wirksamkeitsunterschied ist daher nicht nur auf einen Hamilton-Skaleneffekt zurückzuführen. Die Auswertung zeigt außerdem, dass die Patienten unter Mirtazapin vor allem in den Items „Schlaf" und „Agitation" deutlich besser von der Behandlung profitieren.

Die Auswertung der gesamten Studie mit dem definierten Response-Kriterium $\geq 50\,\%$ Reduktion auf der HAMD-Skala ergab zu allen Messpunkten einen Vorteil von Mirtazapin gegenüber Paroxetin, der allerdings keine statistische Signifikanz erreichte.

Eine weitere Analyse dieser Studie von Szegedi et al. (2001) zeigte außerdem, dass die Wahrscheinlichkeit für eine Response bzw. Nonresponse bereits in den ersten beiden Wochen abgeschätzt werden kann: Keiner der Patienten, die nach zwei Wochen nicht auf die Therapie mit Mirtazapin angesprochen hatten, konnte bei Studienende als Responder bezeichnet werden. Nonresponder unter Mirtazapin könnten nach diesem Ergebnis mit hoher Wahrscheinlichkeit bereits in den ersten zwei Wochen erkannt werden.

Citalopram vs. Mirtazapin

Citalopram < Mirtazapin

Leinonen et al. (1999) verglichen Citalopram versus Mirtazapin bei vorwiegend ambulanten depressiven Patienten. Nach zwei Wochen war ein statistisch signifikanter ($p \leq 0{,}05$) Vorteil von Mirtazapin im Vergleich zu Citalopram in der MADRS festzustellen. Statistisch signifikant besser schnitten die Patienten der Mirtazapingruppe zu diesem Zeitpunkt auch bezüglich der HAMD ($p \leq 0{,}05$) und den CGI-Werten ($p \leq 0{,}05$) ab. All diese Maße stellen keine Response- oder Onset-Parameter im eingangs definierten Sinne dar. Zu den anderen Studienmesspunkten konnte allerdings keine statische Signifikanz erreicht werden. In einer anschließenden Arbeit von Gelenberg und Chesen (2000) wurde diese Studie allerdings kritisiert, da sich die demographischen Daten der beiden Studiengruppen deutlich unterschieden. In der Citalopramgruppe waren wesentlich mehr Frauen eingeschlossen

Tab. **2** Dosierungsschemata:

Tag	Mirtazapin (mg/die)	Venlafaxin (mg/die)
1–2	15	75
3–5	30	150
6–8	45	225
9–56	45–60	225–375
57–168	45–60	225–375

als in der Mirtazapingruppe, außerdem war in der Mirtazapin-gruppe die Anzahl der Patienten mit mehreren depressiven Episo-den größer.

Metaanalyse Mirtazapin vs. SSRI

Mirtazapin > SSRI

Quitkin et al. (2001) haben die Daten dieser drei aufgeführten Ver-gleichsstudien gemeinsam analysiert. Während der Responder-anteil zum Ende der Beobachtungszeit keine Gruppenunterschiede aufwies, ergab sich ein statistisch signifikanter Vorteil zugunsten von Mirtazapin bei den Respondern mit anhaltender Verbesserung in der Woche 1 im Vergleich zu den SSRI. Die so charakterisierten Patienten weisen zu Woche 1 im CGI einen Wert von 1 (sehr gut gebessert) oder 2 (gut gebessert) auf und zeigen im weiteren Ver-lauf keine schlechteren Werte, die initiale Verbesserung ist also anhaltend. 13 % (38 von 298 Patienten) in den Mirtazapin-Gruppen erfüllten dieses Kriterium, aber nur 6 % (18 von 285 Patienten) in den SSRI-Gruppen (p = 0,008).

Mirtazapin vs. Venlafaxin

Mirtazapin > Venlafaxin

Mirtazapin wurde auch gegen Venlafaxin verglichen. Ziel der Studie von Guelfi et al. (2000) war der Vergleich der Wirksamkeit von Mirtazapin und Venlafaxin. Es galten folgende Studienkriterien:

– DSM-IV Kriterien einer schweren Depression mit Melancholie
– 152 Patienten
– HAMD ≥ 25 bei Start und am Ende der Plazebo-Wash-out-Periode
– Alter zwischen 18 und 65 Jahre
– stationäre Behandlung bei Studienbeginn
– Studienzeit acht Wochen
– Studienziel: Vergleich von Sicherheit und NW-Profil, Vergleich der Auswirkung auf die Lebensqualität

Die Dosierungsschemata sind in Tab. **2** wiedergegeben.

In beiden Gruppen wurde relativ aggressiv aufdosiert, wie das o.g. Schemata zeigt. In der Mirtazapingruppe (n = 77) lag die durchschnittliche mittlere Tagesdosis bei 49,5 mg, in der Venlafaxingruppe (n = 75) bei 255 mg. In der Wirksamkeit, die anhand der MADRS bewertet wurde, schnitt Mirtazapin besser ab als Venlafaxin, der Unterschied erreichte jedoch keine statistische Signifikanz. Auch in der Responderrate (definiert als > 50 % Reduktion in MADRS) (Abb. **4**) wurde ein tendenzieller Vorteil zugunsten Mirtazapin beobachtet, allerdings kein statistisch signifikanter Unterschied. Nach acht Wochen lag der Anteil der Responder in der Mirtazapingruppe bei 64,4 %, in der Venlafaxingruppe bei 57,7 %.

Fazit

Die Unterschiede bezüglich des Wirkeintritts zwischen den einzelnen neuen Antidepressiva sind gering, die neuen Antidepressiva unterscheiden sich aber hinsichtlich der Responderrate.

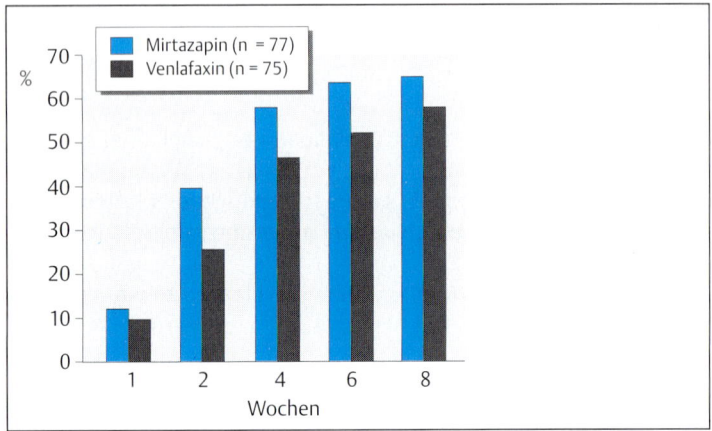

Abb. 4 Anteil der MADRS-Responder (Reduktion > 50 %) im Vergleich Mirtaza-pin zu Venlafaxin zu den unterschiedlichen Studienzeitpunkten (nach Guelfi et al., 2000). Die Darstellung zeigt die Last-observation-carried-forward-(LOCF-) Auswertung. Zum Studienendpunkt betrug der Anteil an Respondern in der Mir-tazapin-Gruppe 64,4 %, in der Venlafaxin-Gruppe 57,7 % der Patienten.

Hier scheint – bei insgesamt uneinheitlicher Datenlage – ein Vorteil zugunsten der Antidepressiva Mirtazapin und Venlafaxin im Vergleich zu den SSRI zu bestehen. Ob tatsächlich kein „On-set"-Unterschied zwischen den einzelnen Antidepressiva besteht, muss offen bleiben, da die entsprechenden Vergleichsstudien nicht à-priori auf die Fragestellung „Onset" ausgerichtet waren.

Literatur

Benkert O, Szegedi A, Kohnen R. Mirtazapine compared with pa-roxetine in major depression. J Clin Psychiatry 2000; 61: 656–663

Bougerol T, Scotto JC, Patris M, Strub N, Lemming O, Høpfner Peter-sen HE. Citalopram and fluoxetine in major depression. Compa-rison of two clinical trials in a psychiatrist setting and in general practice. Clin Drug Invest 1997; 14: 77–89

Clerc GE, Ruimy P, Verdeau-Paillès J. A double-blind comparison of venlafaxine and fluoxetine in patients hospitalized for major depression and melancholia. Int Clin Psychopharmacol 1994; 9: 139–143

Gelenberg AJ, Chesen CL. How fast are antidepressants? J Clin Psychiatry 2000; 61: 712–721

Guelfi JD, White C, Hackett D, Guichoux JY, Magni G. Effectiveness of venlafaxine in patients hospitalized for major depression and melancholia. J Clin Psychiatry 1995; 56: 450–458

Guelfi DJ, Ansseau M, Timmermann L, Korsgaard S and the Mirtazapine-Venlafaxine Study Group et al. Mirtazapine Versus Venlafaxine in hospitalized severely depressed patients with melancholic features. J Clin Psychopharmacol 2000; 21: 425–431

Leinonen E, Skarstein J, Behnke K, Ågren H, Helsdingen JT, and the nordic antidepressant study group. Efficacy and tolerability of mirtazapine versus citalopram: a double-blind, randomized study in patients with major depressive disorder. Int Clin Psychopharmacol 1999; 14: 329–337

Mace S, Taylor D. Selective serotonin reuptake inhibitors: a review of efficacy and tolerability in depression. Exp Opin Pharmacother 2000; 1: 917–933

Mehtonen OP, Søgaard J, Roponen P, Behnke K. Randomized, double-blind comparison of venlafaxine and sertraline in outpatients with major depressive disorder. J Clin Psychiatry 2000; 61: 95–100

Patris M, Bouchard JM, Bougerol T, Charbonnier JF, Chevalier JF, Clerc G, Cyran C, van Amerongen P, Lemming O, Høpfner Petersen HE. Citalopram versus fluoxetine: a double-blind, controlled, multicentre, phase III trial in patients with unipolar depression treated in general practice. Int Clin Psychopharmacol 1996; 11: 129–136

Poirier MF, Boyer P. Venlafaxine and paroxetine in treatment-resistant depression. Double-blind, randomized comparison. Br J Psychiatry 1999; 175: 12–16

Quitkin FM, Tylor BP, Kremer C. Does Mirtazapine have a more rapid onset than SSRIs? J Clin Psychiatry 2001; 62: 358–361

Szegedi A. Early improvement under mirtazapine and paroxetine predicts later stable response with high sensitivity in patients with major depression. World J Biol Psychiatry 2001; 2 (Supplement), 184 S

Thase ME, Entsuah AR, Rudolph RL. Remission rates during treatment with venlafaxine or selective serotonin reuptake inhibitors. Br J Psychiatry 2001; 178: 234–241

Wheatley DP, van Moffaert M, Timmerman L, Kremer CME, and the mirtazapine-fluoxetine study group. Mirtazapine: efficacy and tolerability in comparison with fluoxetine in patients with moderate to severe major depressive disorder. Mirtazapine-fluoxetine study group. J Clin Psychiatry 1998; 59: 306–312

Antidepressive Wirksamkeit bei schwerer Depression: moderne und traditionelle Antidepressiva im Vergleich

Angela Heiden und Siegfried Kasper

Patienten mit schwerer Depression stellen eine heterogene Gruppe dar. Diese Patienten werden nur selten in klinische Studien aufgenommen, u. a. weil sie häufig suizidal sind oder eine Komorbidität (z. B. mit Angststörung und Substanzmissbrauch) aufweisen. Die meisten Daten zu schwer depressiven Patienten stammen daher aus Subanalysen größerer Studien.

Bei der Evaluation dieser Studien müssen die zugrunde gelegten Definitionen für Response und Remission (siehe Beitrag von Volz in diesem Buch) und vor allem die Behandlungsdauer sorgfältig berücksichtigt werden. Bei schwer depressiven Patienten verbessert sich die depressive Symptomatik nur langsam und schrittweise, es dauert daher im Vergleich zu Patienten mit einer milder ausgeprägten Erkrankung wesentlich länger, bis das Kriterium für Remission, d. h. Symptomfreiheit, erreicht wird. Liegt der initiale Hamiltonwert (HAM-D 17) eines Patienten beispielsweise bei einem Score von 30, hat er selbst bei einer definierten Response von 50 % auf dieser Skala noch einen Score von 15, d. h. seine depressive Symptomatik ist immer noch deutlich erkennbar. Bei schweren Depressionen würde daher ein zu kurzer Behandlungszeitraum in einer klinischen Studie die Wirksamkeitsbeurteilung von Antidepressiva beeinträchtigen.

Ein weiterer wichtiger Faktor in der Beurteilung der Wirksamkeit von Antidepressiva ist das Dosierungsschema. In Studien mit einem flexiblen Dosierungsschema besteht das Risiko, dass aufgrund von Nebenwirkungen die Dosis reduziert wird und ein Patient unter Umständen unterdosiert behandelt wird, d. h. das therapeutische Potenzial eines Antidepressivums wird nicht ausgeschöpft.

Bei der Beurteilung der Wirksamkeit von Antidepressiva im Vergleich müssen demnach vor allem folgende Punkte berücksichtigt werden:
- Klassifikation des Schweregrades
- Kriterien für Response und Remission
- Behandlungsdauer
- Dosierungsschema

Folgende Definitionskriterien für schwere Depression werden verwendet:
- Diagnose gemäß Standardkriterien (DSM-IV, ICD 10)
- Hohe Werte auf einer Depressions-Skala
  (z. B. HAM-D 17 $\geq$ 25 oder MADRS $\geq$ 30)
- CGI (6 Punkte bei erstem Item)
- Stationäre Aufnahme
- Melancholische Symptome
- Psychotische Symptome (englisch: „psychotic depression")
- Gesamtsymptomatik und Grad der Behinderung
  (z.B. GAF < 50)

Der Schweregrad der Depression wird durch die depressiven Symptome und durch den Grad der Behinderung des Patienten definiert. Eine Art, den Schweregrad einer Depression zu definieren, besteht darin, manche depressive Subtypen (wie melancholischer Subtyp, Depression mit psychotischen Symptomen) als besonders schwere Formen der Erkrankung zu betrachten. Außerdem gibt es die Möglichkeit, Patienten, die einer stationären Behandlung bedürfen, als schwerwiegender erkrankt einzustufen als jene, die ambulant behandelt werden können. Die Entscheidung, ob ein Patient stationär behandelt wird, hängt jedoch häufig auch von regionalen, sozialen und anderen Faktoren ab.

Darüber hinaus kann der Schweregrad einer depressiven Episode durch standardisierte Depressionsskalen, wie Hamilton Rating Scale for Depression (HAM-D; Hamilton 1960) oder Montgomery-Asberg Depression Rating Scale (MADRS; Montgomery and Asberg 1979), gemessen werden. Die Clinical Global Impression Scale (CGI; Guy 1976) wird wegen ihrer Einfachheit, ihrer Reliabilität und ihrer Validität häufig verwendet. Die Skala zur Globalbeurteilung (Global Assessment of Functioning, GAF), Achse V des

DSM-IV, integriert sowohl die Symptome als auch den Grad der Behinderung (beruflich, familiär).

Es besteht ein dringender Bedarf für eine einheitliche Definition einer schweren Depression, die in allen Studien angewendet wird.

Wirksamkeit von SSRI und TZA bei schwerer Depression

In Tab. 1 sind die Ergebnisse von Vergleichsstudien zwischen den selektiven Serotonin-Wiederaufnahmehemmern (SSRI) und den trizyklischen Antidepressiva (TZA) bei der Behandlung schwer depressiver Patienten zusammengefasst.

Die in Tab. 1 aufgeführten Studien weisen als Einschlusskriterium entweder einen HAMD-17 Score ≥ 25, Hospitalisierung oder einen melancholischen Subtyp auf.

Es gibt nur wenige kontrollierte Studien bei Patienten mit schwerer Depression, die à priori anhand des HAM-D-Scores oder anderer Skalen definiert werden. Dennoch legen die verfügbaren Daten nahe, dass die SSRI Paroxetin und Fluoxetin gleich gut wirksam sind wie TZA. Innerhalb der TZA scheint Imipramin etwas schlechter abzuschneiden als Clomipramin und Amitriptylin. Fluvoxamin und Paroxetin scheinen bei schwerer Depression dem TZA Imipramin überlegen zu sein. Die strittige Behauptung, dass TZA bei schwerer Depression den SSRI in Wirksamkeit überlegen sind, wurde durch einige Studien unterstützt (DUAG 1986, 1990, Roose et al. 1994).

Wirksamkeit von NARI, SNRI, NaSSA, RIMA bei schwerer Depression

In Tab. 2 sind die Ergebnisse von kontrollierten Studien mit dem Noradrenalin-Wiederaufnahmehemmer (NARI) Reboxetin, den Serotonin- und Noradrenalin-Wiederaufnahmehemmern (SNRI) Venlafaxin und Milnacipran, dem noradrenerg und spezifisch serotonergen Antidepressivum (NaSSA) Mirtazapin und dem reversiblen Inhibitor der Monoaminooxidase A (RIMA) Moclobemid bei der Behandlung schwer depressiver Patienten zusammengefasst.

Tab. **1**   Kontrollierte Studien bei schwerer Depression: SSRI, TZA

Studie	N	Dauer (Wo)	Dosis (mg/Tag)	Ergebnis
Montgomery* 1989	1536			FLX = TZA
Ginestet[2] 1989	54	8	FLX 20-80, CLO 50-200	FLX = CLO
Beasley[1] et al. 1993	118	6	FLX 20-80, IMI 75-300	FLX = IMI
Pande and Sayler* 1993		≥4		FLX = TZA
Bowden et al. 1993	58	6	FLX 20-60, DES 150-250	FLX = DES
Ottevanger 1995	40	4	FLV 100-300, CLO 50-150	FLV = CLO
Fabre et al. 1996	30	6	FLV 150-300, IMI 240	FLV = IMI
Tignol* et al. 1992	216	≥6	PAR 10-40,	PAR = TZA
Arminen[1] et al. 1994	57	12	PAR 20-40, IMI 100-200	PAR = IMI
Stuppäck[2] et al. 1994	134	6	PAR 30-50, AMI 150-250	PAR = AMI
Lapierre*[2] 1991		6–8		SER = AMI
Kasper et al. 1995	74	4	FLV 50-300, IMI 50-300	FLV > IMI
Feighner et al. 1989	58	6	FLV 85-280, IMI 50-280	FLV > IMI
Feighner et al. 1993	477	6	PAR 10-50, IMI 65-275	PAR > IMI
Roose[1,2] et al. 1994	64	7	FLX 40-60, NOR 50-150	NOR > FLX
Danish University Antidepressant Group[1] 1986	102	5	CIT 40, CLO 150	CLO > CIT
Danish University Antidepressant Group[1] 1990	102	6	PAR 30, CLO 150	CLO > PAR

[1]Hospitalisierung, [2]melancholischer Subtyp als Kriterium für schwere Depression, *Metaanalyse. **Abkürzungen**: AMI = Amitriptylin, CIT = Citalopram, CLO = Clomipramin, DES = Desipramin, FLV = Fluvoxamin, FLX = Fluoxetin, IMI = Imipramin, NOR = Nortriptylin, PAR = Paroxetin, SER = Sertralin, TZA = Trizyklische Antidepressiva, VFX = Venlafaxin, = ist gleich wirksam wie, < weniger wirksam als, > wirksamer als

Tab. **2**   Kontrollierte Studien bei schwerer Depression: NARI, SNRI, NaSSA, RIMA

Studie	N	Dauer (Wochen)	Dosis (mg/Tag)	Ergebnis
Massana 1998[*]	549	8	REB 8-10 FLX 0-40	REB > FLX
Benkert 1996	167	6	VFX ≤ 375 IMI ≤ 200	VFX = IMI
Lopez-Ibor 1996[*]	93	6-12	MIL 100 FLV 200, FLX 20	MIL > FLV MIL > FLX
Clerc et al. 94[1,2]	67	6	VFX 200, FLX 40	VFX > FLX
Bremner 1995	100	6	MIR 5-35 AMI 40-280	MIR = AMI
Zivkov & de Jongh[1] 1995	224	6	MIR 20-60 AMI 75-225	MIR = AMI
Hoyberg et al. 1996	115	6	MIR 15-45 AMI 30-90	MIR = AMI
Kasper et al. 1997b[*]	405	5-6	MIR 43, AMI 180	MIR = AMI
Richou et al.[1,2] 1995	173	6	MIR 50, CLO 110	MIR = CLO
Van Moffaert[1] et al. 1995	200	6	MIR 24-72, TRA 150-450	MIR > TRA
Bruijn[1] et al. 1996	107	4	MIR 75, IMI 235	IMI > MIR
Guelfi et al. 2001	153	8	MIR 50, VFX 255	MIR = VFX
Angst[*] et al. 1995	128 486		MOC 466, CLO154 MOC 453, IMI 159	MOC = CLO MOC = IMI

[1]Hospitalisierung, [2]melancholischer Subtyp als Kriterium für schwere Depression, [*] Metaanalyse
Abkürzungen: AMI = Amitriptylin, CIT = Citalopram, CLO = Clomipramin, FLV = Fluvoxamin, FLX = Fluoxetin, IMI = Imipramin, MIL = Milnacipran, MIR = Mirtazapin, MOC = Moclobemid, PAR = Paroxetin, REB = Reboxetin, SER = Sertralin, TRA = Trazodon, TZA = Trizyklische Antidepressiva, VFX = Venlafaxin = ist gleich wirksam wie, < weniger wirksam als. > wirksamer als

In der Studie von Massana (1998) erwies sich der NARI Reboxetin wirksamer als der SSRI Fluoxetin in der Behandlung von schweren Depressionen.

Benkert et al. (1996) konnten keinen statistisch signifikanten Unterschied bezüglich der Wirksamkeit des SNRI Venlafaxin im

Vergleich zu Imipramin bei schwer depressiven Patienten des melancholischen Subtyps nachweisen. Die Daten deuten allerdings auf einen schnelleren Wirkungseintritt unter Venlafaxin im Vergleich zu Imipramin hin. Eine Vergleichsstudie zwischen Venlafaxin versus Fluoxetin von Clerc et al. (1994) zeigte eine Überlegenheit von Venlafaxin im Vergleich zu Fluoxetin.

Der in Österreich, aber nicht in Deutschland zugelassene SNRI Milnacipran zeigte in einer Metaanalyse von Lopez-Ibor et al. (1996) höhere Response- und Remissionsraten im Vergleich zu Fluoxetin und Fluvoxamin.

Kontrollierte Studien bei schweren Depressionen, welche die Wirksamkeit von Mirtazapin im Vergleich zu TZA bei schwer depressiven bzw. hospitalisierten Patienten untersuchten, konnten keine statistisch signifikanten Unterschiede zwischen diesen beiden Gruppen nachweisen (Bremner et al. 1995, Zivkov et al. 1995, Hoyberg et al. 1996, Kasper et al. 1997a, b, Richou et al. 1995).

Mirtazapin zeigte im Vergleich zu Trazodon eine klare Überlegenheit in der Wirksamkeit (van Moffaert et al. 1995).

Ergänzend zu erwähnen ist die Studie von Bruijn et al. (1996), in welcher Imipramin eine deutliche Überlegenheit gegenüber Mirtazapin hinsichtlich der antidepressiven Wirksamkeit zeigte. Durch Bestimmung des Blutplasmaspiegels der Referenzsubstanz Imipramin wurde eine subtherapeutische Dosierung verhindert. Außerdem wurden Patienten mit mangelnder Compliance von der Studie ausgeschlossen.

Es wurde bisher noch keine direkte Vergleichsstudie zwischen Mirtazapin und SSRI bei schwer depressiven Patienten mit einem HAMD-Score ≥ 25 als Einschlusskriterium veröffentlicht.

Die Wirksamkeit von Mirtazapin bei schwer depressiven Patienten vom melancholischen Subtyp mit einem HAMD-Score ≥ 25 wurde von Guelfi et al. (2001) mit der Wirksamkeit von Venlafaxin verglichen. Die beiden Gruppen unterschieden sich nicht statistisch signifikant in ihrer Wirksamkeit.

In der Metaanalyse von Angst et al. (1995) zeigen Moclobemid und TZA keinen Unterschied in der Wirksamkeit der Behandlung der schweren Depression, vorausgesetzt Moclobemid wird in der Dosierung von 450 mg/Tag eingesetzt.

Fazit

Die Frage, ob die neueren Antidepressiva bei der Behandlung schwerer Depressionen den älteren überlegen sind, kann heute hinsichtlich der Wirksamkeit noch nicht abschließend beantwortet werden, da die Datenlage noch nicht konsistent ist. Dies ist sicherlich auch darauf zurückzuführen, dass die meisten klinischen Studien, die schwere Depressionen untersucht haben, mit einer zu kurzen Studiendauer (durchschnittlich 6 Wochen) durchgeführt wurden. Eine weitere Besserung schwer depressiver Patienten ist nach diesem Zeitraum zu erwarten. Weiterhin besteht dringender Bedarf an prospektiven Studien mit einer definierten Stichprobe schwer depressiver Patienten, weil diese Patienten von klinischen Studien üblicherweise systematisch ausgeschlossen werden (erhöhtes Suizidrisiko, Komorbidität).

Hinsichtlich der Nebenwirkungen und Toxizität sind jedoch alle neueren Antidepressiva den älteren überlegen (Frey et al. 2000). Da es sich gerade bei der schweren Depression meist um eine Langzeittherapie handelt und dabei die Nebenwirkungen von vorrangiger Bedeutung sind, ist den neueren Antidepressiva der Vorrang zu geben.

Die vorliegenden Daten deuten darauf hin, dass bei schweren Depressionen sowohl das noradrenerge als auch das serotonerge System beeinträchtigt ist. Antidepressiva, die direkt in beide Systeme eingreifen, scheinen bezüglich der Wirksamkeit bei schweren Depressionen Vorteile zu haben. Dies gilt sowohl für trizyklische Antidepressiva als auch die modernen Antidepressiva mit dualem Wirkungsprinzip.

Die Wirksamkeit von SSRI unterschied sich in einigen Studien nicht signifikant von den TZA. Einige Autoren konnten andererseits eine Überlegenheit der traditionellen Antidepressiva nachweisen.

Im Vergleich der modernen Antidepressiva untereinander zeichnen sich Vorteile für Mirtazapin und Venlafaxin gegenüber SSRI ab. Zwischen Mirtazapin und Venlafaxin konnte bei schwer depressiven Patienten vom melancholischen Subtyp kein statistisch signifikanter Unterschied beobachtet werden.

- TZA-Wirksamkeit bei schwerer Depression hängt wahrscheinlich mit dem dualen inhibitorischen Effekt auf Noradrenalin- und Serotonin-Wiederaufnahme zusammen
- Die strittige Behauptung, dass TZA bei schwerer Depression den SSRI an Wirksamkeit überlegen sind, wird durch einige Studien unterstützt
- Antidepressiva mit dualem Mechanismus scheinen bei schwerer Depression wirksamer zu sein als SSRI
- Mirtazapin war in klinischen Studien gleich wirksam wie TZA bei Patienten mit mittelgradiger bis schwerer Depression
- Mirtazapin und Venlafaxin waren bei der Behandlung schwer depressiver melancholischer Patienten gleich wirksam
- Die meisten klinischen Prüfungen sind Studien in der akuten Phase (Dauer 6 Wochen), schwer depressive Patienten sollten jedoch über einen längeren Zeitraum behandelt werden
- Es besteht großer Bedarf an prospektiven, mindestens sechs Monaten dauernden Studien an definierten Stichproben schwer depressiver Patienten, da diese Patientengruppe üblicherweise aufgrund des erhöhten Suizidrisikos und Komorbidität von klinischen Studien systematisch ausgeschlossen wird
- Hinsichtlich der Nebenwirkungen und Toxizität sind die neueren Antidepressiva den traditionellen überlegen. Da gerade bei der schweren Depression eine Langzeittherapie nötig ist und Nebenwirkungen eine vorrangige Bedeutung haben, ist den neueren Antidepressiva der Vorrang zu geben.

Literatur

Angst J, Amrein R, Stabl M. Moclobemide and tricyclic antidepressants in severe depression: meta-analysis and prospective studies. J Clin Psychopharmacol 1995; 15(4 Suppl 2): 16–23

Arminen SL, Ikonen U, Pulkkinen P, Leinonen E, Mahlanan A, Koponen H, Kourula K, Ryyppö J, Korpela V, Lehtonen ML, Vartiainen H, Lehtinen V, Tamminen T, Manniche PM. A 12-week double-blind multi-centre study of paroxetine and imipramine in hospitalized depressed patients. Acta Psychiatr Scand 1994; 89:382–9

Beasley CM, Holman SL, Potvin JH. Fluoxetine compared with imipramine in the treatment of inpatient depression: a multicenter trial. Ann Clin Psychiatry 1993; 5:199–208

Benkert O, Grunder G, Wetzel H, Hackett D. A randomised double-blind comparison of a rapidly escalating dose of venlafaxine and imipramine in inpatients with major depression and melancholia. J. Psychiatr Res 1996; 30: 441–451

Bowden CL, Schatzberg AF, Rosenbaum A, Contreras SA, Samson JA, Dessain E, Sayler M. Fluoxetine and desipramine in major depressive disorder. J Clin Psychopharmacol 1993; 13:305–311

Bremner JD. A double-blind comparison of Org 3770, amitriptyline, and placebo in major depression. J Clin Psychiatry 1995; 56: 519–525

Bruijn JA, Moleman P, Mulder PG, van denBroek WW, van Hulst AM, van der Mast RC, van de Wetering BJ. A double-blind, fixed blood-level study comparing mirtazapine with imipramine in depressed in-patients. Psychopharmacology 1996; 127(3): 231–7

Clerc GE, Ruimy P, Verdeau-Paillés J, for the Venlafaxine French Inpatient Study Group. A double blind comparison of venlafaxine and fluoxetine in patients hospitalized for major depression and melancholia. Int Clin Psychopharmacol 1994; 9:139–143

Danish University Antidepressant Group. Citalopram: clinical effect profile in comparison with clomipramine: controlled multicenter study. Psychopharmacology 1986; 90:131–138

Danish University Antidepressant Group. Paroxetine: a selective serotonin reuptake inhibitor showing better tolerance, but weaker antidepressant effect than clomipramine in a controlled multicenter study. J Affect Disord 1990; 18:289–299

Fabre L, Birkhimer LJ, Zaborny BA, Wong LF, Kapik BM: Fluvoxamine versus imipramine and placebo: a double-blind comparison in depressed patients. Int Clin Psychopharmacol 1996; 11:119–127

Feighner JP, Boyer WF, Meredith CH, Hendrickson G. A placebo-controlled inpatient comparison of fluvoxamine and imipramine in major depression. Int Clin Psychopharmacol 1989; 4: 239–44

Feighner JP, Cohn JB, Fabre LF, Fieve RR, Mendels J, Shrivastava RK, Dunbar GC. A study comparing paroxetine, placebo, and imipramine in depressed patients. J Affect Disord 1993; 28(2): 71–9

Frey R, Schreinzer D, Stimpfl T, Vycudilik W, Berzlanovich A, Kasper S. Suizide by antidepressant intoxication identified at autopsy in Vienna from 1991 – 1997: the favourable consequences of the increasing use of SSRIs. Eur Neuropsychopharmacol 2000; 10: 133–142

Ginestet D. Fluoxetine in endogenous depression and melancholia versus clomipramine. Int Clin Psychopharmacol 1989; 4 (suppl 1), 37–40

Guelfi JD, Ansseau M, Timmerman L, Korsgaard S. Mirtazapine versus venlafaxine in hospitalized severely depressed patients with melancholic features. J Clin Psychopharmacol 2001; 21(4): 425–31

Guy W. ECDEU Assessment Manual for Psychopharmacology, revised. DHEW Pub. No. (ADM) 76–338, National Institute of Mental Health, Rockville, MD 1976

Hamilton M. A rating scale for depression. J Neurol Neurosurg Psychiatry 1960; 23:56–62

Hoyberg OJ, Maragakis B, Mullin J, Norum D, Stordall E, Ekdahl P, Ose E, Moksnes KM, Sennef C. A double-blind multicentre comparison of mirtazapine and amitriptyline in elderly depressed patients. Acta Psychiatr Scand 1996; 93(3):184–90

Kasper S, Möller HJ, Montgomery SA, Zondag E. Antidepressant efficacy in relation to item analysis and severity of depression: a placebo controlled trial of fluvoxamine versus imipramine. Int Clin Psychopharmacol 1995; 9 (suppl 4): 3–12

Kasper S. Efficacy of antidepressants in the treatment of severe depression: the place of mirtazapine. J Clin Psychopharmacol. 1997a; 17 (suppl 1): 19–28

Kasper S, Zivkov M, Roes KC, Pols AG. Pharmacological treatment of severely depressed patients: a meta-analysis comparing efficacy of mirtazapine and amitriptyline. Eur Neuropsychopharmacol 1997b; 7(2): 115–24

Lapierre YD. Controlling acute episodes of depression. Int Clin Psychopharmacol 1991; 6 (suppl 2): 23–35

Lopez-Ibor J, Guelfi JD, Pletan Y, Tournoux A, Prost JF. Milnacipran and selective serotonin reuptake inhibitors in major depression. Int Clin Psychopharmacol 1996; 11, 41–46

Massana J. Reboxetine versus Fluoxetine: an overview of efficacy and tolerability. J Clin Psychiatry 1998; 59, 9–15

Montgomery SA, Asberg M. A new depression scale designed to be sensitive to change. Br J Psychiatry 1979: 134: 382–389

Montgomery SA. The efficacy of fluoxetine as an antidepressant in the short and long term. Int Clin Psychopharmacol 1989; 4 (suppl. 1): 113–119

Ottevanger EA. Fluvoxamine and clomipramine in depressed hospitalized patients: results from a randomized, double-blind study. Encephale 1995; 21:317–32

Pande AC, Sayler ME. Severity of depression and response to fluoxetine. Int Clin Psychopharmacol 1993; 8: 243–245

Richou H, Ruimy P, Charbaut J, Delisle JP, Brunner H, Patris M, Zivkov M. A multicentre, double-blind, clomipramine-controlled efficacy and safety study of Org 3770. Hum Psychopharmacol 1995; 10: 263–71

Roose SP, Glassman AH, Attia E, Woodring S. Comparative efficacy of selective serotonin reuptake inhibitors and tricyclics in the treatment of melancholia. Am J Psychiatry 1994, 151(12): 1735–9

Stuppäck CH, Geretsegger C, Whitworth AB, Schubert H, Platz T, König P, Hinterhuber H, Fleischhacker WW. A multicenter double-blind trial of paroxetine versus amitriptyline in depressed inpatients. J ClinPsychopharmacol 1994; 14(4): 241–6

Tignol J, Stroker MJ, Dunbar GC. Paroxetine in the treatment of melancholia and severe depression. Int Clin Psychopharmacol 1992; 7:91–4

Van Moffaert M, de Wilde J, Vereecken A, Dierick M, Evrard JL, Wilmotte J, Mendlewicz J. Mirtazapine is more effective than trazodone: a double-blind controlled study in hospitalized patients with major depression. Int Clin Psychopharmacol 1995; 10(1): 3–9

Wheatley D, Kremer C. A randomized, double-blind comparison of mirtazapine and fluoxetine in patients with major depression. In: New Research Program and Abstracts of the 150th Annual Meeting of the American Psychiatric Association 1997; San Diego, Calif. Abstract Nr: 208:124

Zivkov M, de Jongh GD. Org 3770 versus amitriptyline: a 6 week randomized double-blind multicentre trial in hospitalized depressed patients. Human Psychopharmacol 1995; 10: 173–80

Langzeitwirkung der Antidepressiva

Gerd Laux

Die Behandlungsdauer depressiver Patienten hat sich in den letzten Jahren deutlich verschoben: Beschrieben Kupfer et al. (1992) noch eine Dauer der Erhaltungstherapie von etwa einem halben Jahr, wird heute in der Regel von einer ungefähr zwölf bis 18 Monate dauernden Erhaltungstherapie ausgegangen. Die anschließende Rezidivprophylaxe, d. h. die eigentliche Langzeittherapie, sollte dann mindestens ein Jahr fortgesetzt werden.

Langzeitstudien sind daher unbedingt erforderlich um u. a. abzuklären, wie sich die langfristige Behandlung mit Antidepressiva

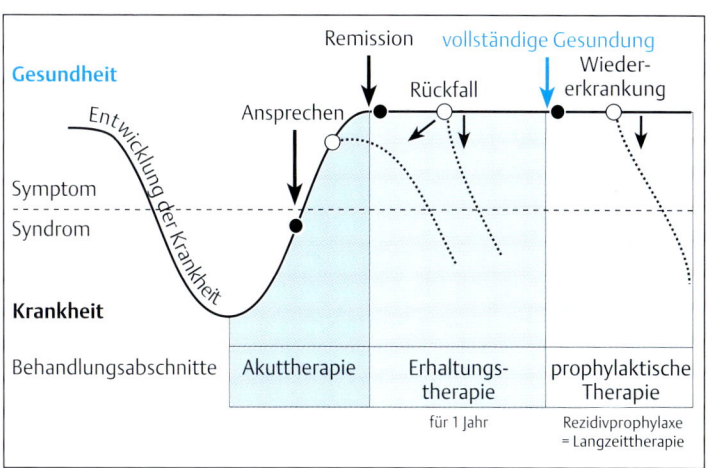

Abb. **1**   Schematisierte Darstellung des Langzeitverlaufs einer depressiven Erkrankung (nach Kupfer et al. 1992).

auswirkt, welche Wirksamkeit zu erwarten ist oder welche Rückfallrate.

Definition der Therapiestadien

– Akuttherapie: 4–8 Wochen
– Erhaltungstherapie: ca. 1 Jahr
– Rezidivprophylaxe = Langzeittherapie.

Methodenprobleme bei Langzeitstudien

– Patientenselektion (Episodenzahl, Responder, Re-Randomisierung)
– Geringe Fallzahlen/Studiendauer mindestens zwei Jahre
– Rückfallkriterien
– Bipolarer Verlauf/Switchrisiko.

Ein zentrales Problem bei der Durchführung von Langzeitstudien ist die Patientenselektion. Vorerkrankungen, bisheriger Krankheitsverlauf und Vorbehandlung sind wichtige Parameter für den Therapieerfolg. Auch der Anteil der Responder in der Akuttherapie und in der Vorbehandlung hat erheblichen Einfluss auf die Ergebnisse einer Langzeittherapie. Für eine genaue Analyse der Ergebnisse ist es außerdem wichtig, dass die Patienten nach der Akutbehandlung randomisiert werden. Allerdings erfolgt in den meisten Studien stattdessen ein nahtloser Übergang von der Akutbehandlung direkt zur Langzeitbehandlung. Ein weiteres Hauptproblem sind die geringen Fallzahlen. Gefordert werden müssten nach den oben genannten Definitionen Studiendauern von etwa zwei Jahren. Bisher sind nur sehr wenige Studien, die diesen Kriterien folgen, veröffentlicht. Ein weiterer Punkt ist die Definition der Rückfallkriterien. Hierbei spielen vor allem subjektive Parameter eine große Rolle. Auch wenn sich ein Patient anhand der Hamiltonskala gut verbessert hat, kann es durchaus sein, dass der bzw. die Betroffene den Therapieerfolg keineswegs als befriedigend bewertet oder sich symptomfrei fühlt.

Die Frage des Switchrisikos, d.h. des Übergangs von einer unipolaren Depression in einen manischen bzw. hypomanischen Zustand, wird in letzter Zeit intensiv diskutiert (siehe Beitrag von Gastpar). Allerdings liegen nur sehr wenige Daten hinsichtlich dieser Übergänge von unipolarem zu bipolarem Verlauf vor. In einer vor kurzem veröffentlichten 15-jährigen Follow-up-Studie unipolar depressiver Patienten von Goldberg et al. wurde bei mehr als 40 % der Patienten ein Switch zu manischen bzw. hypomanischen Zuständen beobachtet.

Klinische Probleme von Langzeitstudien

– Compliance
– Interaktionen mit Begleitmedikationen
– Rückfallraten unter Medikation (9–57 % Absetzrezidive)

Die Einnahme von Antidepressiva im Langzeitverlauf über mehrere Jahre ist mit einer sehr schlechten Compliance verbunden.

Mittlerweile ist bekannt, dass eine Kombination aus Psychopharmakotherapie und Psychotherapie besser abschneidet als eine reine Pharmakotherapie. Unter anderem sind diese positiven Verbesserungen darauf zurückzuführen, dass Psychotherapie auch die Compliance verbessert.

Interaktionen mit Begleitmedikationen sind vor allem in der Langzeitbehandlung von erheblicher Bedeutung. Zum einen müssen die Patienten unter Umständen mehrere Jahre behandelt werden, zum anderen handelt es sich bei dieser Population häufig um ältere Menschen mit dem Problem der Comorbidität. Erschwerend kommt hinzu, dass sich offensichtlich ein großer Teil der Patienten mit frei verkäuflichen Medikamenten, die ebenfalls zu Interaktionen führen können, selbst behandeln.

Eine weitere Frage, die bis heute noch nicht letztendlich beantwortet werden konnte, ist der Wirkverlust von Antidepressiva. Byrne und Rothschild (1998) haben Rückfallraten zwischen 9 und 57 % gefunden. Diese Varianz zeigt bereits, wie schwierig es ist, dazu konkrete Aussagen zu treffen.

Übersicht wichtiger Langzeitstudien

In Tab. 1 sind als Beispiel zunächst einige Studien mit klassischen Antidepressiva und einer Studiendauer von mindestens 24 Monaten aufgeführt. Dabei wurde für Imipramin und Lithium eine signifikante Überlegenheit gegenüber Plazebo für eine Behandlungsdauer von zwei Jahren nachgewiesen.

In der Studie von Prien et al. (1984) wurden die Patienten nach der erfolgreichen Akuttherapie re-randomisiert und dann 24 Monate entweder mit Imipramin, Lithium, einer Kombination von Lithium und Imipramin oder mit Plazebo behandelt. Die niedrigste Rückfallquote wurde dabei in der Imipramingruppe (entweder allein oder in Kombination mit Lithium) beobachtet. Die Rückfallrate lag in dieser Studie bei 47 %.

In die aufgeführten Studien waren ausschließlich rezidivierende Patienten mit unipolarer Depression eingeschlossen.

Mit den modernen Antidepressiva lassen sich hingegen deutlich bessere Ergebnisse erreichen:

Fluoxetin

Montgomery et al. publizierten 1988 die Ergebnisse einer 1-Jahres-studie mit Fluoxetin. Die Plazeborezidivrate lag in dieser Studie bei

Tab. 1 Wichtige Langzeitstudien mit trizyklischen Antidepressiva

Studie (Substanz, Autor[en])	Fallzahl (N)	Studiendauer	Ergebnis
Amitriptylin/Lithium (Glen et al. 1984)	136	36 Monate	AMI = Li
Amitriptylin/Lithium (Greil et al. 1996)	81	30 Monate	Li (>) AMI
Imipramin/Lithium (Prien et al. 1973)	78	24 Monate	Li = IMI > Plazebo
Imipramin/Lithium (Prien et al. 1984)	150	24 Monate	IMI = Li+IMI > Li = Plazebo

57 %, die Rezidivrate unter Fluoxetin dagegen bei 26 %. Die Differenz ist statistisch signifikant zugunsten des SSRI.

Vor kurzem wurde auch eine 32-wöchige Studie mit Fluoxetin bei Kindern und Jugendlichen veröffentlicht. Emslie et al. wiesen auch in der Kinder- und Jugendpsychiatrie eine eindeutige Überlegenheit des SSRI Fluoxetin versus Plazebo nach.

Mirtazapin

Montgomery et al. (1998) behandelten 217 Patienten über 24 Monate entweder mit Mirtazapin (n = 74), Amitriptylin (n = 86) oder Plazebo (n = 57). Unter Mirtazapin fanden die Autoren eine Rezidivrate von nur 4 %, unter Plazebo dagegen 28 % und unter Amitriptylin 12 % (Abb. **2**).

In der Kaplan-Meier-Darstellung erkennt man deutlich den signifikanten Unterschied zwischen den drei verschiedenen Studienarmen (p ≤ 0,05 Mirtazapin vs. Plazebo).

Paroxetin

Ein ähnliches Bild wie für Fluoxetin wird für Paroxetin gefunden. Die beobachtete Rezidivrate war mit 16 % vergleichbar niedrig, die Plazeborate lag bei 60 %.

In einer weiteren Langzeitstudie wurden unterschiedliche Dosierungen für Paroxetin untersucht. Franchini et al. (1998) beobachteten über 28 Monate unter 20 mg Paroxetin/die 52 % Rezidive, unter Paroxetin 40 mg dagegen nur eine Rezidivrate von 24 %. Für Paroxetin wird daher eine Dosierung von 40 mg/die empfohlen.

Reboxetin

Unter dem Noradrenalin-Wiederaufnahmehemmer Reboxetin beobachteten Versiani et al. (1999) eine mit Venlafaxin vergleichbare Rezidivrate. Nach einer Behandlung von 12 Monaten erlitten nur 22 % der Reboxetinpatienten ein Rezidiv, dagegen aber 56 % der Patienten unter Plazebo.

Tab. **2**   Langzeitstudien mit den modernen Antidepressiva

Substanz	Studie	Fallzahl (N)	Studiendauer	Rezidivraten/Ergebnis
Fluoxetin	Montgomery et al. 1988	182	52 Wochen	Fluoxetin: 26 %, Plazebo 57 %
Fluoxetin	Emslie et al. 2001[1]	40	32 Wochen	Fluoxetin 34 %, Plazebo 60 %
Mirtazapin vs. Amitriptylin vs. Plazebo	Montgomery et al. 1998	217	24 Monate	Mirtazapin 4 %, Amitriptylin 12 %, Plazebo 28 %
Paroxetin	Montgomery und Dunbar 1993	135	52 Wochen	Paroxetin:16 %, Plazebo: 43 %
Paroxetin 20 mg/die vs. 40 mg/die	Franchini et al. 1998	67	28 Monate	Paroxetin 20 mg: 52 %, Paroxetin 40 mg: 24 %
Reboxetin	Versiani et al. 1999	283	12 Monate	Reboxetin 22 %, Plazebo 56 %
Sertralin	Lepine et al. 2001	310	18 Monate	Sertralin 50 mg/die: 16,8 %, Sertralin 100 mg/die: 16 %, Plazebo: 33,3 %
Sertralin	Mauri et al. 2001	22	12 Monate	Unter $\bar{x}$ 69 mg/die mit Plasmaspiegel von $\bar{x}$ 58 ng/ml gute Langzeitwirksamkeit
Sertralin vs. Fluvoxamin	Franchini et al. 1997	64	24 Monate	Sertralin: 22 %, Fluvoxamin: 19 %
Venlafaxin	Entsuah et al. 2000	225	12 Monate	Venlafaxin: 22 %, Plazebo: 55 %

[1]Studie mit Kindern und Jugendlichen

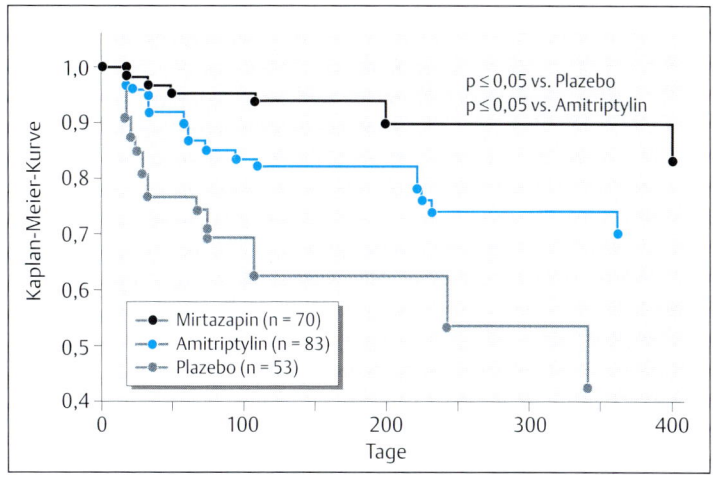

Abb. **2** Rückfallrate unter Mirtazapin, Amitriptylin und Plazebo im Langzeit-vergleich (Montgomery et al. 1998)

Sertralin

In der 18-monatigen Studie von Lepine et al. (2001) wurde eben-falls die Rezidivrate unter verschiedenen Dosierungen verfolgt. In dieser Studie fanden die Autoren keinen statistisch signifikanten Unterschied zwischen einer Dosierung von 50 mg Sertralin/die oder 100 mg Sertralin/die. In der Sertralingruppe traten bei rund 16 % der Patienten Rezidive auf, unter Plazebo bei 33 %.

In einer vor kurzem veröffentlichten Studie von Mauri et al. (2001) wurde die Frage nach Dosierung und Plasmaspiegel näher untersucht. Unter einer durchschnittlichen Tagesdosis von 69 mg Sertralin und einem mittleren Plasmaspiegel von 58 ng/ml wurde eine gute Langzeitverträglichkeit angegeben.

Franchini et al. (1997) verglichen in einer Langzeitstudie über 2 Jahre außerdem Sertralin direkt mit Fluvoxamin. Zwischen bei-den Substanzen fanden sie keinen statistisch signifikanten Unter-schied, mit einem leichten Vorteil für Sertralin.

SSRI im Vergleich

Zwischen den untersuchten SSRI wurden keine signifikanten Unterschiede in der Rezidivrate zwischen Verum und Plazebo beobachtet (siehe Abb. **3**).

Venlafaxin

Entsuah et al. (2000) haben in einer 1-Jahresstudie die Rezidivrate unter Venlafaxin untersucht: Venlafaxin: 22 %, Plazebo 56 %. Im Vergleich zu den SSRI liegt diese Rezidivrate von Venlafaxin signifikant niedriger als unter den SSRI.

Nutzen/Risiko-Beurteilung

Die Langzeitstudie von Montgomery et al. (1998) über 24 Monate hat auch die Nebenwirkungen von Mirtazapin im Vergleich zu Amitriptylin und Plazebo bei Langzeiteinnahme miteinander verglichen (Tab. **3**).

Das Nebenwirkungsprofil von Mirtazapin wurde als gut verträglich angegeben und unterschied sich bei Studienende nicht statis-

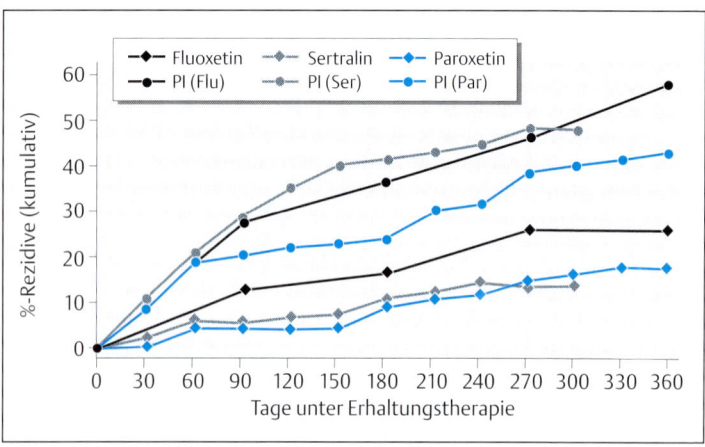

Abb. **3**   Rezidivhäufigkeit unter Erhaltungstherapie mit SSRIs

Tab. **3** Nebenwirkungsprofil von Mirtazapin im Vergleich zu Amitriptylin (nach Montgomery et al. 1998)

Nebenwirkung	Mirtazapin	Amitriptylin	Plazebo
Mundtrockenheit	31 %	79 %	16 %
Gewichtszunahme	13 %	22 %	0 %
Müdigkeit	11 %	30 %	10 %
Obstipation	5 %	26 %	5 %
Tremor	1 %	12 %	0 %

tisch signifikant von Plazebo. Einzige Ausnahme war die Gewichtszunahme unter Mirtazapin.

Unter Amitriptylin wurden dagegen deutlich häufiger Nebenwirkungen beobachtet. Während unter Mirtazapin die Nebenwirkungen vor allem in den ersten Wochen der Behandlung auftraten und dann mit der Zeit abnahmen, litten in der Amitriptylingruppe beispielsweise noch nach 24 Monaten über 80 % der Patienten an Mundtrockenheit. Amitriptylin war mit signifikant mehr unerwünschten Ereignissen verknüpft als Mirtazapin und Plazebo. Die Patienten berichteten besonders häufig über sedierende und anticholinerge Beeinträchtigungen.

Zusammenfassung

- In der Langzeittherapie sind Trizyklika Plazebo signifikant überlegen, bei unipolaren Depressionen sind sie mindestens ebenso wirksam wie Lithium
- Neuere Antidepressiva sind Plazebo signifikant überlegen
- Die Dosis sollte wie in der Akuttherapie weitergeführt werden
- Für Paroxetin ist eine Tagesdosis von 40 mg signifikant wirksamer als 20 mg/die
- Die SSRI unterscheiden sich in der Langzeittherapie nicht signifikant voneinander
- Venlafaxin, Reboxetin und Mirtazapin führen im Vergleich zu den SSRI zu geringeren Rezidivraten

– Das Nebenwirkungsprofil von Mirtazapin liegt in der Langzeittherapie bis auf die Gewichtszunahme auf Plazeboniveau.

Bei der Beurteilung der Langzeituntersuchungen muss aber auch berücksichtigt werden, dass viele Patienten in den Studien nicht randomisiert wurden, d. h. viele Patienten sind im Anschluss an die Akutphase in den Studien mit der gleichen Dosierung weiterbehandelt worden. Ein weiterer Kritikpunkt ist die Tatsache, dass Patienten, die schlecht respondieren, in der Regel auch nicht in die Langzeitstudien aufgenommen werden. Dringend erforderlich sind Langzeitstudien mit niedriger Dosierung über einen längeren Zeitraum.

Guidelines zur Antidepressiva-Langzeittherapie rezidivierender Depressionen (Greden 2001)
– > 3 frühere depressive Episoden
– > 2 frühere depressive Episoden plus
  positive Familienanamnese oder
  > 120 Tage im Leben depressiv
– 1–2 depressive Episoden plus mindestens zwei der folgenden Faktoren:
  früher Erkrankungsbeginn
  positive Familienanamnese
  * > 120 Tage im Leben depressiv
– 1–2 depressive Episoden plus mindestens zwei der folgenden Faktoren:
  Therapieresistenz; schwere akute Depression
  Psychose
  rasches Absetzrezidiv
  SV oder persistierende Suizidalität
  gravierende Begleiterkrankungen
  pathologische Stresshormone/NMR/REM-Latenz
  Delta-Schlafratio.

Fazit

Die neuen Antidepressiva sind auch in der Langzeitbehandlung wirksam und sicher in der Anwendung. Die Dosis sollte wie in der Akutphase im Sinne der Therapieleitlinien der American Psychiatric Association (APA) weitergeführt werden.

Literatur

Byrne S, Rothschild A. Loss of antidepressant efficacy during maintenance therapy: possible mechanisms and treatments. J Clin Psychiatry 1998; 59: 279–288

Entsuah R, Gao B. Global benefit-risk comparison of venlafaxine, selective serotonin reuptake inhibitors, and placebo. Eur Neuropsychopharmacol 2000; 10: S197

Emslie G, Heiligenstein J, Hoog S et al. Fluoxetine for maintenance of recovery from depression in children and adolescents: a placebo-controlled, randomized clinical trial. Eur Neuropsychopharmacol 2001; 11: S192–193

Franchini L, Gasperini M, Perez J et al. A double-blind study of long-term treatment with sertraline or fluvoxamine for prevention of highly recurrent unipolar depression. J Clin Psychiatry 1997; 58:104–107

Franchini L, Gasperini M, Perez J et al. Dose-response efficacy of paroxetine in preventing depressive recurrences: a randomized, double-blind study. J Clin Psychiatry 1998; 59: 229–232

Glen A, Johnson A, Shepherd M. Continuation therapy with lithium and amitriptyline in unipolar depressive illness: a randomized, double-blind controlled trial. Psychol Med 1984; 14: 37–50

Greden J (ed). Treatment of recurrent depression. Washington, American Psychiatric Publishing, 2001

Greil W, Ludwig-Mayerhofer W, Erazo N et al. Comperative efficacy of lithium and amitriptyline in the maintenance treatment of recurrent unipolar depression: A randomized study. J Affect Disord 1996; 40: 179–190

Kupfer D, Frank E, Perel J et al. Five-year outcome for maintenance therapies in recurrent depression. Arch Gen Psychiatry 1992; 49: 769–778

Mauri M, Scalvini M, Cerveri G et al. Long-term efficacy of sertraline in major depression: a study with plasma levels. Euro Neuropsychopharmcol 2001; 11: S202

Montgomery S, Dufour H, Brion S et al. The prophylactic efficacy of fluoxetine in unipolar depression. Br J Psychiatry 1988; 153 (suppl 3): 69–76

Montgomery S, Dunbar G. Paroxetine is better than placebo in relapse prevention and the prophylaxis of recurrent depression. Int Clin Psychopharmacol 1993; 8: 189–195

Montgomery S, PE R, Zivkov M. Mirtazapine versus amitriptyline in the long-term treatment of depression: a double-blind placebo-controlled study. Int Clin Psychopharmacol 1998; 13: 63–73

Prien R, Klett J, Caffey E. Lithium carbonate and imipramine in prevention of affective episodes: report from the NIMH collaborative study of lithium therapy. Arch Gen Psychiatry 1973; 29: 420–425

Prien R, Kupfer D, Mansky P et al. Drug therapy in the prevention of recurrences in unipolar and bipolar affective disorders. Report of the NIMH Collaborative Study Group comparing lithium carbonate, imipramine, and a lithium carbonate-imipramine combination. Arch Gen Psychiatry 1984; 41: 1996–1104

Versiani M, Mehilane L, Gaszner P, Arnaud-Castiglioni R. Reboxetine, a unique selective NRI, prevents relapse and recurrence in long-term treatment of major depressive disorder. J Clin Psychiatry 1999; 60: 400–406

AMSP – Arzneimittelsicherheit in der Psychiatrie

Eckart Rüther

Für Medikamente wird heute nicht nur bei Ärzten, sondern auch bei Patienten geworben. In der modernen Psychiatrie muss daher unbedingt ein „Verbraucherschutz in der Psychiatrie" ins Leben gerufen werden. Dazu sind vor allem Nutzen-Risiko-Abschätzungen erforderlich. Einen rationalen Ansatz hierfür liefert das so genannte AMSP-Projekt (Arzneimittelsicherheit in der Psychiatrie) – ein überregionales und länderübergreifendes Arzneimittelsicherheitssystem, in dem die Nebenwirkungen der verordneten Psychopharmaka unter den naturalistischen Bedingungen der Routinebehandlung erfasst und ausgewertet werden. Dieses Projekt ist aus der AMÜP-Studie (Arzneimittelüberwachung in der Psychiatrie) (Grotzmann et al. 1984) der AGNP (Arbeitsgemeinschaft für Neuropsychopharmakologie und Pharmakopsychiatrie) hervorgegangen, die vom Bundesgesundheitsamt unterstützt wurde. Heute werden rund 25 000 psychiatrische Patienten pro Jahr in mehr als 30 Kliniken in Deutschland und der Schweiz auf Nebenwirkungen beobachtet.

Antidepressiva im Vergleich

Das AMSP-Projekt zeigte unter anderem, dass trizyklische Antidepressiva relativ häufig zu unerwünschten schweren Nebenwirkungen führen. Die einzelnen trizyklischen Antidepressiva unterscheiden sich dabei in ihren UAW-Profilen (unerwünschten Arzneimittelwirkungen). Dies bildet sich auch bei den neuen Antidepressiva ab. In dieser Arzneimittelgruppe sind keine deutlichen Unterschiede in der Wirkung zu beobachten, wie die vorliegenden Studien bestätigen, sie differieren aber in ihren unerwünschten

Tab. 1   Klinisch bedeutsame UAW

– Psychisch:
  Quantitative Bewusstseinsstörungen (z. B. Somnolenz)
  Delire und andere qualitative Bewusstseinsstörungen
  Katatone und paranoid-halluzinatorische Syndrome
  Maniforme und depressive Zustandsbilder
  Angst- und Erregungszustände
– Neurologisch:
  Besonders schwere und ungewöhnliche/bisher unbekannte EPMS
  (Maligne) Neuroleptische Syndrome
  Krampfanfälle
  Ausgeprägter Tremor (d. h. im Alltag behindernd), Ataxie, Sprechstörung
– Herz-Kreislauf-Störungen
  Hypertensive Krisen RR > 200/120 mm Hg)
  Kollaps
  Schwere Erregungsrückbildungs- und Reizleitungsstörungen (z. B. AV-Block II)
  Herzinsuffizienz
  Thrombosen und Embolien
– Hämatologisch
  Agranulozytose und Neutropenie (<1500 Neutrophile/mm^3)
  Thrombopenie (<100 000/mm^3, Gerinnungsstörung)
– Gastrointestinal
  Massive Übelkeit mit Erbrechen
  Durchfälle, schwer und anhaltend
  (Sub-) Ileus
– Stoffwechsel-/Leber-/Nieren-/Blasenstörungen:
  Ausgeprägte Leberfunktionsstörungen (γGT >200 U/l, GOT oder GPT >100 U/l)
  Massive Gewichtszunahme, Elektrolytstörungen
  Nierenfunktionsstörungen
  Harnverhalt mit Dauerkatheter oder Blasenfunktionsfistel
– Dermatologisch:
  Ausgeprägte allergische Reaktionen (Exanthem, Fieber, allergische Ödeme,
  Pruritus)
– Fieber > 39 °C, das zum Absetzen oder zur Reduktion des Medikaments
  führt
– Atemdepression/-stillstand
– Alle unklaren Todesfälle
– Alle ungewöhnlichen oder neuen UAWs

Dabei wurden verschiedene Wahrscheinlichkeitsgrade unterschieden:
1 „möglich": Art und/oder Zeitverlauf der UAW ungewöhnlich oder andere Ursache für unerwünschtes Ereignis wahrscheinlicher (>50 %)
2 „wahrscheinlich": Art und Zeitverlauf der UAW typisch und andere Ursache
für unerwünschtes Ereignis weniger wahrscheinlich (<50 %)

Tab. **1** Fortsetzung

3 „sicher": Art und Zeitverlauf der UAW typisch und Zusammenhang mit angeschuldigter Medikation durch Reexposition gesichert
4a „unwahrscheinlich": ungewöhnliche UAW und alternative Ursache eher wahrscheinlich
4b „nicht beurteilbar": unzureichende Information für Beurteilung
5 „Interaktion möglich": Pharmakokinetische Interaktion bekannt, aber nicht durch Blutspiegeldaten belegt
6 „Interaktion": Pharmakokinetische Interaktion durch Blutspiegeldaten belegt

Tab. **2** Gesamt-UAW-Raten 1993–2000 nach Diagnosegruppen (nur wahrscheinliche Fälle)

Diagnosegruppe	Anzahl überwachter Patienten	Anzahl Patienten mit UAW	% der Patienten mit UAW
Depressionen	39 087	333	0,9
Neurosen	9037	27	0,3
Schizophrenien	8004	43	0,5
Organisch bedingte Störungen	2586	22	0,9
Suchterkrankungen	1290	8	0,6
Manien	502	8	1,6

Arzneimittelwirkungen, d.h. die Unterschiede der Antidepressiva, definieren sich vor allem über die UAW-Profile und nicht über ihre Wirksamkeitsprofile.

Dies bestätigen die Daten aus dem AMSP-Projekt, in dem das Auftreten von Arzneimittelnebenwirkungen in einem klinisch schweren Sinne verglichen wurde. Dazu wurde ein eigener Schweregrad definiert. Die wichtigsten klinisch bedeutsamen Nebenwirkungen sind in Tab. 1 aufgelistet.

Zwischen 1993 und 2000 wurden nach dieser Definition bei 1609 von 122 562 überwachten Patienten das Auftreten „wahrscheinlicher" schwerer Nebenwirkungen beobachtet (Grotzmann et al. 2000) (Tab. **2**). Dies entspricht einer Häufigkeit von 1,3 %.

Anwendung von Psychopharmaka

Im Vorgänger-Modell der AMSP, der AMÜP-Studie, war zwischen 1979 und 1986 Amitriptylin das am häufigsten eingesetzte Antidepressivum, fast die Hälfte aller Antidepressiva-Patienten wurde damit behandelt. An zweiter Stelle lag damals Clomipramin mit rund 22 %. Heute hat sich dieses Bild stark verändert. Im Jahre 2000 wurde bei den Patienten der AMSP-Studie Mirtazapin als häufigstes Antidepressivum verordnet (20 %), gefolgt von Trimipramin (13 %), Citalopram (12 %), Sertralin (10 %) und Venlafaxin (10 %).

Insgesamt gesehen waren aber Neuroleptika die bei weitem am häufigsten angewandte Psychopharmakogruppe: Mehr als zwei Drittel aller überwachten Patienten wurden mit Neuroleptika behandelt.

Kombinationsbehandlungen

Zur Beurteilung von Arzneimittelnebenwirkungen ist unter anderem die Komedikation entscheidend, in der AMSP wurden daher auch die Kombinationsbehandlungen erfasst. Im Jahr 2000 erhielten die untersuchten Patienten im Durchschnitt 3,6 Medikamente. 14 % der Patienten, die mit Antidepressiva behandelt wurden, nahmen dabei mehr als ein Antidepressivum ein. Jedem zweiten Antidepressiva-Patient (52 %) wurde eine Kombination mit einem Neuroleptikum verordnet. Bei 47,2 % der Patienten wurden außerdem Nicht-Psychopharmaka, z. B. internistische Medikamente, eingesetzt.

Schwere UAW nach Psychopharmakagruppen

Neuroleptika und Antidepressiva sind zusammen an etwa 90 % aller UAWs (alle Wahrscheinlichkeitsgrade) der untersuchten Patienten beteiligt, die mit der AMSP erfasst werden. Tranquilizer, Antiepileptika, Antiparkinsonmittel, Hypnotika oder Lithium spielen dagegen nur eine untergeordnete Rolle. Antidepressiva sind zu 1,4 % an diesen Nebenwirkungen beteiligt, Neuroleptika zu 1,1 %. Dabei wurde nicht unterschieden, ob das angeschuldigte Präparat alleine oder in Kombination mit einem anderen Medikament für diese UAW zuständig ist.

Antidepressiva

Die UAW-Rate der Antidepressiva, bei denen von einem „wahrscheinlichen" Zusammenhang ausgegangen werden muss, liegt insgesamt bei 0,9 %. Für die einzelnen Antidepressiva wurde dabei folgender Zusammenhang gefunden (nur „wahrscheinliche" UAW):

- Trizyklische Antidepressiva 1,0 %
- SSRI 0,7 %
- Moclobemid 0,7 %
- Mianserin, Mirtazapin, Nefazodon, Reboxetin und Venlafaxin wurden zusammengefasst.

Im Vergleich zu den trizyklischen Antidepressiva sind wahrscheinliche unerwünschte Arzneimittelnebenwirkungen signifikant seltener (p < 0,001).

Sind UAWs vom Alter abhängig?

Möglicherweise spielt auch das Alter beim Auftreten von UAWs eine Rolle. In der AMSP-Studie wurden jedoch keine signifikanten altersabhängigen Unterschiede zwischen den einzelnen Antidepressivagruppen gefunden. Lediglich in der Gruppe der SSRI wurde eine leichte Zunahme der wahrscheinlichen UAWs mit dem Alter beobachtet. Die Korrelation ist jedoch nicht signifikant.

Psychische UAWs

In Tab. **3** sind die psychischen UAWs aufgelistet, die in der AMSP-Studie beobachtet wurden.

Schlüsselt man die gemeldeten psychischen UAWs nach den einzelnen Antidepressivagruppen auf, stehen bei den SSRI delirante Syndrome an erster Stelle, am zweithäufigsten wurde schwere Unruhe beobachtet. Dieses Ergebnis muss jedoch sehr vorsichtig beurteilt werden, da in diesen Zahlen alle Wahrscheinlichkeitsgrade enthalten sind. Werden nur die Fälle mit „wahrscheinlichem" Zusammenhang betrachtet, liegt die Wahrscheinlichkeit für das Auftreten eines Delirs bei den Patienten, bei denen

Tab. **3** Psychische UAWs bei Antidepressiva

Psychische UAW nach Antidepressivagruppe	Alle Fälle	Wahrscheinlich (allein oder in Kombination)	Wahrscheinlich (allein)
SSRI			
Delir	16	6	0
Schwere Unruhe	15	14	9
Psychose	8	6	5
Suizidalität	9	3	3
Suizidversuche	3	0	0
Manie	3	2	0
Zwangssyndrom			
Sonstige AD*			
Delir	11	5	4
Schwere Unruhe	6	2	1
Psychose	5	1	1
Bewusstseinsstörungen	3	3	2
Suizidalität	2	0	0
TZA			
Delir	52	45	10
Psychose	9	3	2
Schwere Unruhe	6	4	3

* Mianserin, Mirtazapin, Nefazodon, Reboxetin, Venlafaxin

das Auftreten dieser UAW nicht auf eine Kombination mehrerer Medikamente zurückgeführt werden kann, unter den SSRI bei null.

Bei den sonstigen Antidepressiva (Mianserin, Mirtazapin, Nefazodon, Reboxetin, Venlafaxin) sind delirante Symptome ebenfalls die am häufigsten beobachteten psychischen UAW, gefolgt von schwerer Unruhe und Psychose. Berücksichtigt man nur die UAW, die nicht unter einer Kombinationstherapie auftraten, sind schwere Unruhe und psychotische Symptome in dieser Medikamentengruppe noch seltener als quantitative Bewusstseinsstörungen.

Bei den trizyklischen Antidepressiva sind psychische unerwünschte Nebenwirkungen signifikant häufiger als bei den modernen Antidepressiva. Delirante Symptome sind dabei am wahrscheinlichsten.

Tab. **4** Neurologische UAWs bei Antidepressiva

Neurologische UAW nach Antidepressivagruppe	Alle Fälle	Wahrscheinlich (allein oder in Kombination)	Wahrscheinlich (allein)
SSRI			
Serotoninsyndrom	11	9	6
Grand mal	10	6	0
Tremor	4	4	2
Ataxie	4	1	0
Parkinsonoid, schweres	3	0	0
Sonstige AD[*]			
Grand mal	10	6	0
Myoklonien	3	2	2
Serotoninsyndrom	2	2	0
Restless-Legs-Syndrom	2	2	2
TZA			
Grand mal	28	23	5
Tremor	8	6	5
Serotoninsyndrom	7	5	2
Ataxie	7	5	2
Myoklonien	6	5	0

[*] Mianserin, Mirtazapin, Nefazodon, Reboxetin, Venlafaxin

Neurologische UAWs

Die neurologischen UAWs, die in dem AMSP-Projekt unter Antidepressivabehandlung gesehen wurden, zeigt Tab. **4**.

Häufigste neurologische UAW bei den SSRI ist das Serotoninsyndrom. Andere neurologische Nebenwirkungen sind dagegen vor allem durch die Kombination mit anderen Medikamenten verursacht worden.

Bei den „anderen" modernen Antidepressiva sind auftretende schwere Nebenwirkungen ebenfalls häufig auf Kombinationen zurückzuführen. Lediglich bei zwei Patienten wurden Myoklonien beobachtet und bei zwei weiteren ein Restless-Legs-Syndrom.

Unter den trizyklischen Antidepressiva wurden unerwünschte neurologische Arzneimittelnebenwirkungen, vor allem Grand-mal-

Tab. 5 UAW-Raten bei den einzelnen Antidepressiva

Substanz	N gesamt	Mit UAW (nur wahrscheinliche Fälle)	%
Amitriptylin	7045	72	1,0
Citalopram	5121	31	0,6
Clomipramin	2980	48	1,6
Doxepin	7325	47	0,6
Fluoxetin	2032	11	0,5
Fluvoxamin	1479	11	0,7
Maprotilin	1952	39	2,0
Mianserin	1410	19	1,3
Mirtazapin	4750	27	0,6
Moclobemid	1313	6	0,5
Nefazodon	839	5	0,6
Paroxetin	5835	50	0,9
Reboxetin	617	5	0,8
Sertralin	2278	16	0,7
Tranylcypromin	799	9	1,1
Trimipramin	5943	33	0,6
Venlafaxin	3060	27	0,9

Anfälle und Tremor, signifikant häufiger beobachtet als bei den modernen Antidepressiva.

Das AMSP-Projekt gibt Aufschluss über das Auftreten schwerer Nebenwirkungen bei den einzelnen Substanzen (Tab. 5). Diese Zahlen sind allerdings nur mit äußerster Vorsicht zu interpretieren. Begleitmedikation, Diagnose, Dosierung und Indikation müssen sorgfältig berücksichtigt werden.

Tab. 5 zeigt aber deutlich, dass sich die einzelnen Substanzen in ihrer Nebenwirkungshäufigkeit unterscheiden. Die häufigsten wahrscheinlichen schweren Nebenwirkungen wurden unter Clomipramin und Maprotilin gesehen. Dies deckt sich mit den vorliegenden klinischen Erfahrungen. Die Häufigkeit der UAW unter den einzelnen SSRI liegt dagegen überraschend höher als man aufgrund der Studienlage erwarten würde. Mit 0,7 bis 0,9 % liegen die SSRI dabei in der Häufigkeit schwerer Nebenwirkungen im Bereich der trizyklischen Antidepressiva.

Für einen genauen Vergleich müssen die UAWs jedoch detailliert aufgeschlüsselt werden, insbesondere muss überprüft werden, ob die aufgetretene Nebenwirkung direkt in Zusammenhang mit dem jeweiligen Antidepressivum steht oder eventuell auf die Kombination mit anderen Arzneimitteln:

In Abb. **1** wurden die verschiedenen Arzneimittelgruppen (SSRI, TZA, sonstige Antidepressiva) miteinander verglichen. Die wahrscheinlichen UAWs, die nicht auf eine Kombination zurückgeführt werden konnten, wurden nach verschiedenen Symptomgruppen (psychisch, neurologisch, gastrointestinal usw.) zusammengefasst.

Abb. **2** zeigt eine weitere Subanalyse dieser Daten. Aufgeführt sind die unterschiedlichen Profile von Paroxetin versus Citalopram. Der Vergleich zwischen Mirtazapin und Venlafaxin ist in Abb. **3** dargestellt.

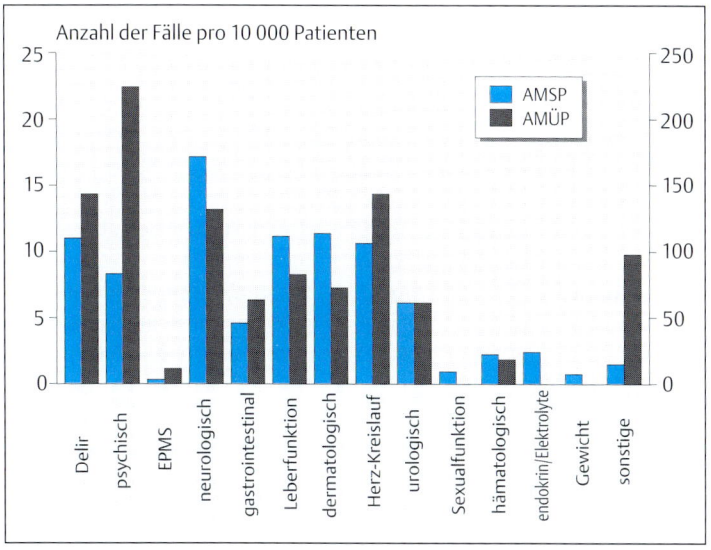

Abb. **1**   Antidepressiva AMSP vs AMÜP

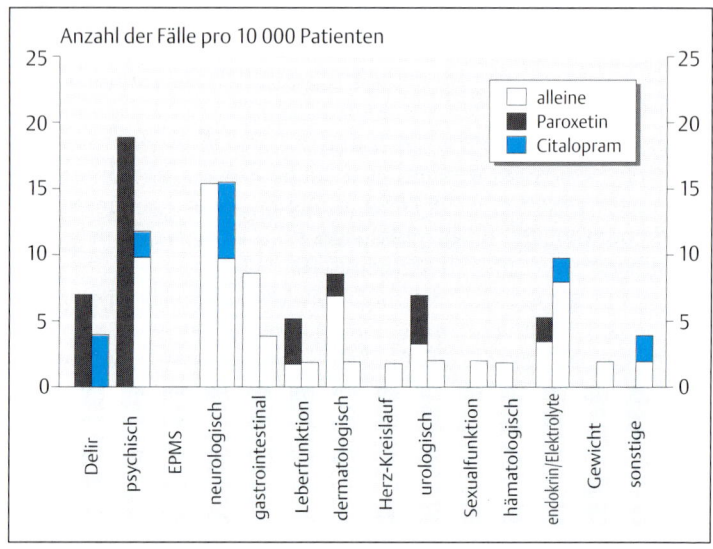

Abb. **2**   AMSP 1993–2000, schwere UAW Paroxetin vs Citalopram, nur wahrscheinliche Fälle

Fazit

– Ein „wahrscheinlicher" Zusammenhang zwischen einer schweren Nebenwirkung und einem Antidepressivum wird bei etwa 1 % der Patienten beobachtet.
– Zwischen den einzelnen Antidepressivagruppen bestehen deutliche Unterschiede im Nebenwirkungsprofil.
– Innerhalb der SSRI treten keine relevanten Unterschiede auf.
– Unter Mirtazapin und Venlafaxin wird ein ähnliches Nebenwirkungsprofil gefunden, unter Mirtazapin treten psychische und gastrointestinale Störungen jedoch signifikant seltener auf als unter Venlafaxin.
– Vor allem in der täglichen Praxis ist es entscheidend, die Patienten über die zu erwartenden Nebenwirkungen zu informieren. Patient und Arzt sollten gemeinsam entscheiden, welches Risiko bei der Behandlung tolerabel ist.

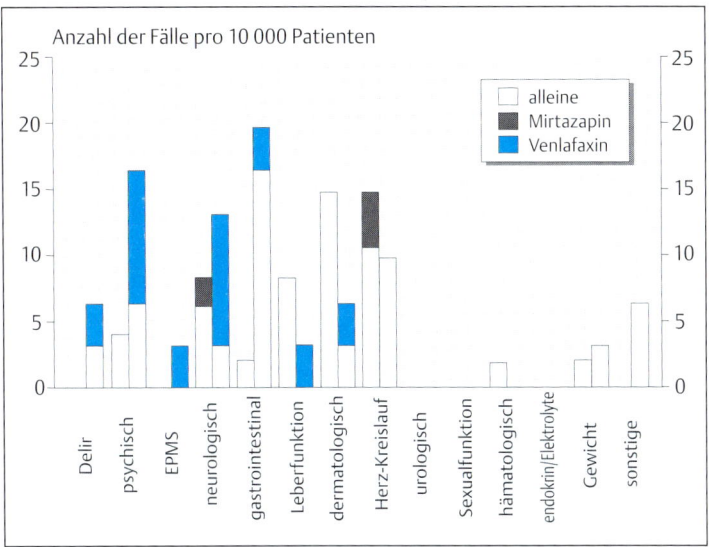

Abb. 3 AMSP 1993–2000, schwere UAW-Antidepressiva Mirtazapin vs Venlafaxin, nur wahrscheinliche Fälle

- Unterschiede zwischen den einzelnen Präparaten wurden bisher nicht adäquat wissenschaftlich untersucht.
- Es liegen nicht genügend Evidenced-based-Medicine-Daten für eine klinisch differenzierte Psychopharmakologie vor.

Literatur

Grotzmann R, Schmidt L, Rüther E (Hrsg.). Unerwünschte Wirkungen von Psychopharmaka. Berlin, Springer 1984

Grotzmann et al. Pharmacopsychiatry in press.

Die Bedeutung von Anwendungsbeobachtungen in der Evaluation neuer Antidepressiva

Michael Linden

Eine wichtige Grundlage der so genannten Evidenzbasierten Medizin in der Arzneimitteltherapie sind plazebokontrollierte Doppelblindstudien (AHCPR 1993). Sie sind vom Design her so angelegt, dass mit ihnen die therapeutische Wirksamkeit und Unbedenklichkeit eines Medikaments nachgewiesen werden kann. Daher wird in diesen Studien ein sehr genaues Studienprotokoll festgelegt. Einschlusskriterien, Behandlungsstrategie und Therapiedauer müssen exakt eingehalten werden. Auch der Patient hat keine Möglichkeit die Therapie zu beeinflussen. Die Behandlung von Patienten unter Praxisbedingungen unterscheidet sich jedoch davon in mehrfacher Hinsicht (Tab. 1). Es werden andere Patienten

Tab. 1 Vergleich der Therapie-Evaluationsphasen I–III und IV

	I–III	IV
Einschluss	Eng	Weit
Patientenzahl	Wenige	Viel
Behandlungsstrategie	Festgelegt	Variabel
Behandlungsdauer	Einige Wochen	Offen
Behandlungsende	Zeitkriterium	Gesundheitszustand
Arzneimittelkombination	Ausnahme	Regel
Überwachung	Intensiv	Begrenzt
Therapeutenerfahrung	Spezialist	Generalist
Ärztliches Denken	Kategorial	Prozesshaft
Patientenrolle	Passiv	Aktiv

behandelt, über andere Zeiträume und unter anderen Rahmenbedingungen (Linden 1997b, 1998).

Aus diesem Grund können Daten aus den Zulassungsstudien nur eingeschränkt auf die Behandlung in der täglichen Praxis transferiert und generalisiert werden. Daher sind zusätzlich sog. Phase IV-Studien erforderlich. Damit sind Untersuchungen gemeint, die die Therapieevaluation unter Routineanwendungsbedingungen zum Ziel haben. Diese Forschung ist methodisch deutlich komplexer und komplizierter als die Phase-III-Forschung. Ein Studiendesign, das besonders häufig eingesetzt wird, sind „Anwendungsbeobachtungen" (BMG 1998).

Anwendungsbeobachtungen

Seit Hippokrates ist bekannt, dass jedes „Kraut" Heilmittel oder Gift sein kann. Dies ist weniger eine Frage seiner pharmakologischen Wirkung, als vielmehr der Anwendung, also beispielsweise der Dosierung oder Indikationsstellung. Das heißt, die Anwendungsmodalitäten entscheiden wesentlich über das Kosten/Nutzen-Verhältnis eines Pharmakons. Zu diesem „Drug-Management" zählen unter anderem die Indikationsstellung, die Dosierung, die Aufdosierung und Überwachung der Behandlung, die Reaktion auf Nebenwirkungen, die Aufklärung des Patienten oder die Kotherapie. Dies alles spielt eine entscheidende Rolle, wenn z.B. die Sicherheit eines Arzneimittels beurteilt werden soll. Wissenschaftliche Informationen über die Arzneimittelanwendung und damit Anwendungsbeobachtungen sind daher unverzichtbar, wenn die klinische Wirksamkeit wie Unbedenklichkeit eines Arzneimittels beurteilt werden soll.

Anwendungsbeobachtungen (Victor et al. 1991, Habs et al. 1992, Eckert 1997, Hönig et al. 1998, BMG 1998) liefern Informationen über therapeutisches Handeln und die sich daraus ergebenden Konsequenzen unter Alltagsbedingungen. Wichtige Zielgrößen sind:
- Verordnungsverhalten z.B. Dosierung
- bestimmungsgemäßer Gebrauch
- Beachtung von Kontraindikationen
- Akzeptanz und Compliance beim Patienten
- Wirkung und Unbedenklichkeit bei ausgewählten Patientenpopulationen

– Begleitmedikation/Interaktionen
– Art und Häufigkeit von Nebenwirkungen.

Anwendungsbeobachtungen werden häufig kritisch beurteilt, da sie gelegentlich statt aus wissenschaftlichen aus Marketing-Interessen durchgeführt werden, um die Verschreibung eines bestimmten Präparates zu stimulieren. Dies ist medizinisch, ethisch und juristisch bedenklich und ein Missbrauch der Wissenschaft. Dies ändert aber nichts daran, dass Anwendungsbeobachtungen unerlässliche Daten liefern. Wenn sie wissenschaftlich solide und methodisch richtig durchgeführt werden, sind sie wichtige versorgungsepidemiologische Untersuchungen, die erlauben, mit standardisierter Methodik prospektiv Drug-Management zu untersuchen.

Es sind gerade in den letzten Jahren auch wichtige methodische Entwicklungen auf dem Gebiet der Anwendungsbeobachtungen zu verzeichnen. Dazu gehört nicht nur, dass es inzwischen klare Leitlinien für die Planung und Durchführung solcher Studien gibt, sondern auch die Entwicklung standardisierter Instrumente oder Design-Weiterentwicklungen wie z. B. vergleichende Anwendungsbeobachtungen oder interventive Anwendungsbeobachtungen (Linden et al. 1994, Herbold 1997, BMG 1998).

So gibt es im Bundesgesetzblatt veröffentliche Empfehlungen für die Planung und Durchführung von Anwendungsbeobachtungen (BMG 1998). Es wird ein verantwortlicher wissenschaftlicher Studienleiter gefordert. Es wird empfohlen, das Votum einer Ethikkommission einzuholen. Es muss ein Studienprotokoll vorliegen, wie es von Fachgesellschaften wie z. B. der AGNP beispielhaft ausgearbeitet wurde (Linden et al. 1994). Ein solches Studienprotokoll sollte detailliert informieren über:

– Art der Untersuchung
– Ziel der Untersuchung
– Produktspezifische Angaben zum Zielpräparat
– Zusatztherapie
– Pharmakoepidemiologische Methodik
– Arzt- und Patientenauswahl
– Ärzteschulung
– Studienablauf (einschließlich Nicht-Reaktivität)

- Dokumentation
- Durchführung und Qualitätssicherung
- Biometrische Auswertung
- Ethische Überlegungen und gegebenenfalls „informed consent"
- Anzeigepflicht (BfArM, KBV)
- Einschränkung der Verwendung von Arzneimittelmustern
- Datenschutz
- Honorierungsmodus
- Publikation der Ergebnisse
- Literaturangaben
- Unterschrift der Verantwortlichen.

Ergebnisse aus Anwendungsbeobachtungen

Im Folgenden sollen beispielhaft Ergebnisse aus verschiedenen Anwendungsbeobachtungen berichtet werden, um darzulegen, was vorrangige wissenschaftliche Fragestellungen zum Verordnungsverhalten sind, die mittels Anwendungsbeobachtungen beantwortet werden können

Arzneimittelwahl und -substitution

Unter therapeutischen wie ökonomischen Gesichtspunkten ist eine wichtige Frage, wann und warum ein Arzneimittel verordnet wird und vor allem auch warum ein bestimmtes Arzneimittel aus der Gruppe der verfügbaren Alternativen gewählt wird. Die Wertigkeit eines Arzneimittels wie auch die Akzeptanz evtl. Nebenwirkungen hängt u. a. davon ab, ob es beispielsweise das einzige verfügbare Präparat ist oder ob es Alternativen gibt. Es müssen also die Nebenwirkungen des verordneten Präparates mit denen der Alternativen in Beziehung gesetzt werden. Bei der Beurteilung eines Arzneimittels ist es also wichtig, die weiteren zur Verfügung stehenden Arzneimittel ebenfalls zu berücksichtigen, da die Kosten/Nutzen-Bewertung einer Substanz auch von den zur Verfügung stehenden Alternativen abhängt.

Ein Beispiel für eine Arzneimittelsubstitution ist die Verordnung von Benzodiazepinen und ihren Alternativen. Benzodiazepine sind vielfach kritisiert worden, da sie ein gewisses Abhängigkeitspotenzial haben und gelegentlich auch als symptomatische Medikation in Fällen verordnet werden, in denen eine spezifische Behandlung vorzuziehen wäre, wie dies beispielsweise für Depressionen angenommen werden kann. Dies hat zur Kritik an diesen Arzneimitteln geführt und in der Folge zu einer Reduktion der Verordnungszahlen über die Jahre hin. Versorgungsepidemiologische Daten haben nun aber gezeigt, dass es nicht bei der Nicht-Verordnung geblieben ist, sondern dass die Behandlungsindikation offenbar weiter bestand und die Ärzte statt Benzodiazepine nun Neuroleptika, Antidepressiva, Phytopharmaka oder Analgetika verordnet haben (Linden & Gothe 1993). Insgesamt hat diese Pharmakosubstitution sogar zu einer erhöhten Verordnungsmenge und vor allem zur Verordnung deutlich teurerer Präparate geführt, die zudem auch ihre eigenen ernstzunehmenden Risiken haben, wie z.B. Dyskinesien oder kardiale Nebenwirkungen.

Vorbehandlung, Komedikation und Gesamtbehandlungsplan

Über den Therapieerfolg oder -misserfolg entscheidet nicht nur, welches Arzneimittel eingesetzt wird, sondern ebenso der Gesamtbehandlungskontext, in den es eingebettet ist. Dazu gehören die Vorbehandlung des Patienten, seine positiven oder negativen Erfahrungen mit Psychopharmaka und auch evtl. Zusatzmedikationen und Medikationskombinationen.

Eine Anwendungsbeobachtung zu Fluoxetin (Linden 1997a) bei Psychiatern, Gerontopsychiatern und Allgemeinärzten zeigte, dass etwa 35 % der Psychiater unmittelbar vor Behandlungsbeginn mit einem Antidepressivum ein anderes Antidepressivum abgesetzt hatten. In der Allgemeinarztpraxis werden dagegen nur etwa 8 % der Patienten mit einem Antidepressivum vorbehandelt, bei Gerontopsychiatern etwa 22 %. In Universitätskliniken ist der Prozentsatz der vorbehandelten Patienten sogar noch höher, De-novo-Patienten sind dort die Ausnahme (Dittmann 1997, Linden et al. 2001).

Bei der Beurteilung des Therapieerfolgs muss zusätzlich die Komedikation berücksichtigt werden. In der o. g. Anwendungsbeobachtung mit Fluoxetin wurde beispielsweise fast jeder zweite Patient bei Gerontopsychiatern mit einem weiteren Psychopharmakon behandelt, bei Psychiatern mehr als jeder Dritte. Hinzu kommen noch die Nicht-Psychopharmaka, die wie z. B. Antihypertensiva ebenfalls psychotrope Wirkungen entfalten oder positive wie negative Interaktionen haben können.

Der Gesamtbehandlungsplan umfasst jedoch nicht nur die Pharmakotherapie sondern ebenso die Patientenführung oder Psychotherapie. Diese Zusatzinterventionen können das Behandlungsergebnis einer medikamentösen Therapie verbessern wie verschlechtern. Mit dieser Fragestellung wurde eine Anwendungsbeobachtung mit Venlafaxin durchgeführt (Linden et al. 2002). Etwa 40 % der stationär und nur rund 20 % der ambulant behandelnden Psychiater gaben an, dass sie zusätzlich zur Arzneimittelverordnung mit ihren Patienten auch psychotherapeutisch arbeiten, d. h. gezielt supportive und problemunterstützende Gespräche führen. Zusätzliche Unterschiede zwischen ambulant und stationär fanden sich hinsichtlich ergänzender Therapieangebote, wie Ergotherapie und Krankengymnastik, die vor allem im stationären Bereich angeboten werden. Ärzte, die ihre Patienten dabei nicht ausschließlich medikamentös behandeln, erzielten ein besseres Ergebnis, weil sie signifikant weniger Behandlungsabbrüche hatten (34 % versus 43 %) obwohl die Patienten wahrscheinlich wegen des besseren Kontakts über mehr Nebenwirkungen berichteten (37 % versus 34 %). Auch die Rate der schlechten Behandlungsergebnisse war signifikant niedriger (15 % versus 19 %).

Dosierung

Pharmako- und versorgungsepidemiologische Untersuchungen haben immer wieder gezeigt, dass die Dosierung von Arzneimitteln in der täglichen Praxis von Lehrbuchempfehlungen abweichen kann. Dies gilt beispielsweise für Antidepressiva, die regelhaft unterdosiert eingesetzt werden. So lag in einer Anwendungsbeobachtung zu Doxepin die durchschnittlich verordnete Tagesdosis bei rund 70 mg (Linden et al. 2000), als erforderlich wird aber eine Tagesdosis von 150 mg angesehen. Unterdosierung wird als wichtige Ursache für Nonresponse und Chronifizierung von Depressionen angesehen.

Bei genauerer Analyse der Gründe für die Dosiswahl fand sich, dass sie von einer Reihe von Faktoren mit bestimmt wird wie u. a.:

- Schwere der Symptomatik
- Alter des Patienten
- Geschlecht des Patienten
- Ambulante/stationäre Behandlung
- Facharzt/Allgemeinarzt.

Man findet eine lineare Beziehung zwischen der Schwere der Symptomatik und der Höhe der Dosierung. Entgegen den allgemeinen Therapieempfehlungen „Eine Dosis für alle" wird individuell dosiert.

Wirksamkeitsuntersuchung

Mit Anwendungsbeobachtungen lässt sich nicht die Wirksamkeit eines Arzneimittels belegen. Dazu dienen die kontrollierten Therapiestudien. Anwendungsbeobachtungen erlauben stattdessen zu untersuchen, welche Faktoren welche Varianzanteile an einer therapeutischen Veränderung erklären können.

So fand sich beispielsweise im Vergleich zu Nervenärzten bei Allgemeinärzten (Dittmann 1997) ein deutlich besserer Behandlungserfolg. Fragt man nach den Gründen, dann zeigt sich, dass Nervenarztpatienten bereits häufiger mit Psychopharmaka vorbehandelt worden sind, während bei Allgemeinärzten der Anteil der De-novo-Patienten wesentlich höher ist.

Mit multiplen Regressionsanalysen kann in Verallgemeinerung des eben skizzierten Problems untersucht werden, welche Faktoren für sich alleine oder auch im Zusammenspiel mit anderen das Therapieergebnis oder auch Nebenwirkungen erklären. Derartige Parameter sind:

- Chronizität der Erkrankung: chronisch depressive Patienten respondieren schlechter als Patienten mit episodischen Erkrankungen
- Vorbehandlung mit Antidepressiva: De-novo-Patienten sprechen mit einer höheren Wahrscheinlichkeit auf eine Behandlung an als vorbehandelte
- Diagnose einer majoren Depression: ambulante Patienten mit majorer Depression respondieren besser als Patienten mit anderen Diagnosen, bei stationären Patienten wird kein Zusam-

menhang zwischen Diagnose und Behandlungserfolg beobachtet
– Dosis und Erkrankungsschwere: bei schwerer kranken Patienten verbessert eine höhere Dosis den Therapieerfolg. Dies wurde allerdings nur bei den ambulanten Patienten gesehen, bei stationären Patienten ist dieses Potenzial in der Regel bereits ausgeschöpft.

Anwendungsbeobachtungen erlauben des weiteren auch, die Hypothese zu untersuchen, ob die in kontrollierten klinischen Studien nachgewiesenen Änderungen unter Therapie nur für diese ausgewählten Populationen und Behandlungsbedingungen gelten, unter Alltagsbedingungen aber nicht mehr Bestand haben. Würden sich in Anwendungsbeobachtungen deutlich geringere Effekte oder Zustandsänderungen im Verlauf einer Therapie zeigen wie unter kontrollierten Bedingungen, dann würde das für diese Hypothese sprechen. Erreicht die in der Anwendungsbeobachtung nachgewiesene Wirksamkeit unter den Rahmenbedingungen der Feldanwendung jedoch dieselbe Größenordnung wie in den Phase-III-Studien, dann spricht dies dafür, dass das Arzneimittel auch unter Routineanwendungsbedingungen wirksam ist. In der genannten Anwendungsbeobachtung mit Fluoxetin (Linden 1997a) erzielten die Patienten auf der SDS-Skala (Self Rating Depression Scale) vergleichbare Veränderungen wie in Phase-III-Studien. Die Selbstbeurteilung der Patienten kann in Anwendungsbeobachtungen als ein besonders valides Wirksamkeitskriterium angesehen werden, da seine Aussagekraft nicht durch einen evtl. Beurteilungsbias des behandelnden Arztes beeinträchtigt werden kann.

Nebenwirkungen

Es gibt keinen Fall in der Fachliteratur, in der in Anwendungsbeobachtungen eine noch unbekannte seltene Nebenwirkung entdeckt wurde. Entgegen der häufig geäußerten Ansicht, taugen Anwendungsbeobachtungen nicht zur Erfassung seltener Nebenwirkungen. Dafür erreicht man auch in solchen Studien keine hinreichenden Fallzahlen. Man erhält aber aus den Anwendungsbeobachtungen das Routinenebenwirkungsprofil. In kontrollierten

Studien wird eine sog. Ereigniserfassung durchgeführt. Dabei werden auch Symptome mit erfasst, die weder ihrer Art nach, noch nach dem Zeitablauf, klinisch als Nebenwirkung gelten können. Man dokumentiert jegliche derartige negative Gesundheitsänderung aber dennoch, um in Post-hoc-Analysen einen Zusammenhang mit dem Arzneimittel untersuchen zu können. Die so gewonnen Nebenwirkungsprofile führen zu einer Überschätzung der Häufigkeit wie des Spektrums der Nebenwirkungen. Diese können im Rahmen von Anwendungsbeobachtungen valider erhoben werden, indem dort nur solche Nebenwirkungen dokumentiert werden, die den Ärzten klinisch aufgefallen sind (Linden 1993). Für den behandelnden Arzt sind nur solche Nebenwirkungsprofile klinisch verwertbar.

In Tab. 2 sind beispielsweise die Nebenwirkungen der o. g. Anwendungsbeobachtung zu Fluoxetin (Linden 1997a) angegeben,

Tab. 2   Nebenwirkungsspektrum von Fluoxetin aus kontrollierten Studien im Vergleich zu Anwendungsbeobachtungen

	Kontrollierte Studie Fluoxetin versus TZA (Cooper, 1988)	Kontrollierte Studie Fluoxetin versus Plazebo	Anwendungsbeobachtung Psychiater 1. Welle	Anwendungsbeobachtung Psychiater 2. Welle	Anwendungsbeobachtung Allgemeinärzte
Nausea	23	13	9,6	9,1	2,7
Kopfschmerzen	18	1	1,7	1,2	0,7
Nervosität	18	9	7,9	3,9	1,2
Schlafstörungen	16	8	3,1	0,9	0,6
Müdigkeit	13	7	0,5	0,1	0,1
Mundtrockenheit	12	5	0,5	0	0,4
Schwitzen	9	5	1,3	0,7	0,2
Schwindel	7	4	1,8	1,3	0,6
Verstopfung	6	3	0,5	0,3	0,1

die vom behandelnden Arzt spontan berichtet wurden, d.h. alle, die er für bemerkenswert hielt. Diese Art der Berichterstattung liefert das klinisch relevante Nebenwirkungsprofil, das dem behandelnden Arzt bekannt sein sollte und worüber er auch seinen Patienten aufklären muss.

Bei dieser Art der Erfassung von UAW werden viele Nebenwirkungen beobachtet, die auch in den plazebokontrollierten Studien gefunden wurden. Allerdings ist die Inzidenzrate deutlich niedriger. Andere Nebenwirkungen werden gar nicht beobachtet, die aber als Artefakte in kontrollierten Studien gesehen wurden, weil es dort zu Transferreports kommen kann. Wird z.B. Fluoxetin gegen ein Trizyklikum getestet, werden auch unter Fluoxetin alle Nebenwirkungen berichtet, die unter dem Trizyklikum auffallen, wie z.B. Mundtrockenheit.

Ein weiterer wichtiger Parameter bei der Analyse von Nebenwirkungen aus Anwendungsbeobachtungen ist der Bezug zu den Therapiemodalitäten, wie z.B. der eingesetzten Dosis. Tab. 3 zeigt z.B. aus einer Anwendungsbeobachtung mit Venlafaxin (Linden et al. 2002), dass bei niedrigen Dosierungen vor allem serotonerge Nebenwirkungen, wie Übelkeit, und unter den höheren Dosierungen noradrenerge dominieren.

Tab. 3   Häufigkeit der Nebenwirkungen in % unter Venlafaxin in Abhängigkeit von der Dosierung

	≤75 mg/die n = 3108	112,5–150 mg/die n = 2615	187,5–225 mg/die n = 620	262,5–750 mg/die n = 332
Nausea	17,9	10,9	11,1	6,9
Nervosität	7,5	5,3	5,5	3,9
Schwitzen	3,4	3,8	5,8	6,6
Schwindel	5,2	2,4	2,9	4,5
Schlafstörung	3,3	3,1	1,9	2,1
Kopfschmerzen	3,0	2,4	3,1	4,2
Übelkeit	3,4	1,3	1,6	1,5
Müdigkeit	2,4	1,9	1,0	0,3
Dyspepsie	2,6	1,1	1,0	0,6
Keine Nebenwirkung	60,8	70,6	65,5	71,1

Behandlungs-Management über die Zeit

Eine wichtige Frage ist, wie eine Therapie über die Zeit gesteuert wird. Was ist zu tun bzw. wird getan, wenn der Patient gesund wird oder aber nicht respondiert? Wann wird reagiert?

Bei Nonrespondern sollte im Sinne eines Stufenplans das Antidepressivum immer erst bis zur individuellen Verträglichkeitsgrenze ausdosiert werden, bevor abgesetzt oder auf ein anderes Antidepressivum umgestellt wird. Nur so kann das Potenzial des Arzneimittels vollständig ausgeschöpft werden.

In einer Anwendungsbeobachtung mit Fluoxetin haben zwei Drittel der Allgemeinärzte innerhalb von sechs Wochen bereits die Therapie beendet, bei den Psychiatern wird nur etwa in der Hälfte der Fälle über sechs Wochen hinaus mit dem Psychopharmakon weiterbehandelt, knapp 40 % der Patienten werden auf ein anderes Arzneimittel umgesetzt, etwa 10 % werden nicht weiterbehandelt (Linden et al. 2000).

Für dieses nach Leitlinienvorgaben vorzeitige Absetzen werden als Gründe genannt, dass der Patient bereits remittiert sei. Aus diesem Grund werden Patienten vorrangig in der vierten bis sechsten Woche abgesetzt. Hierzu ist zu sagen, dass Leitlinien auch nach Remission noch eine mittelfristige Erhaltungstherapie empfehlen. Des weiteren wird als Absetzgrund angegeben, dass Nebenwirkungen aufgetreten seien. Aus diesem Grund wird vor allem in den ersten Behandlungswochen abgesetzt. Dazu ist zu sagen, dass Initialnebenwirkungen in der Regel vorübergehender Art sind und daher nichts gewonnen wird, wenn umgesetzt wird. Schließlich wurde ab- oder umgesetzt, weil keine Wirkung eintrat. Hierzu ist anzumerken, dass es wenig Evidenz gibt, dass in solchen Fällen ein Medikationswechsel hilft. Stattdessen sollte zunächst eine Dosiserhöhung erfolgen, was aber nie geschah. Unklar bleibt allerdings, ob vorzeitig abgesetzte Patienten trotz der genannten Leitlinienempfehlungen tatsächlich im Weiteren einen schlechten Verlauf nehmen. Derartige Daten aus Anwendungsbeobachtungen sollten also Anlass sein, in weiteren wissenschaftlichen Untersuchungen die aufgeworfenen Fragen zu klären.

Leitlinienevaluation

Anwendungsbeobachtungen sind auch ein wichtiges Instrument zur Evaluation von Leitlinien. Da versorgungsepidemiologische Untersuchungen gezeigt haben, dass in der ärztlichen Praxis sehr unterschiedlich und individuell behandelt wird, wurde in den vergangenen Jahren als Antwort darauf eine große Zahl von Behandlungsleitlinien publiziert. Deren Ziel ist, die ärztliche Therapie im Sinne einer „Evidenzbasierung" stärker an wissenschaftlichen Erkenntnissen auszurichten und der ärztlichen Individualität entgegenzuarbeiten. Bevor solche Leitlinien aber tatsächlich den Anspruch erheben können, wissenschaftlich fundiert zu sein, sollten sie in einem kontrollierten Experiment auf ihre Folgen untersucht sein. Neben den vorgenannten positiven Wirkungen könnten sie auch das ärztliche Therapieverhalten negativ beeinflussen, indem Ärzte sich nicht mehr am Patienten sondern nur noch an der Leitlinie orientieren. Leitlinien, die auf Evidenz aus kontrollierten Studien basieren, müssen zudem auch erst einmal den Beleg leisten, dass sie für die Praxisbedingungen überhaupt gültig sind.

In einer Anwendungsbeobachtung zu Doxepin (Linden et al. 2000a) wurden Ärzte intensiv darauf hingewiesen, dass als Tagesdosis 150 mg/die anzustreben ist. Das Verordnungsverhalten der behandelnden Ärzte konnte durch eine solche Vorgabe nur geringfügig verändert werden. Eine Kontrollgruppe von Ärzten, die nicht entsprechend informiert worden waren, verordneten erwartungsgemäß im Durchschnitt nur etwa 70 mg/die als Höchstdosis. Die Interventionsärzte verordneten nur etwa 10 mg/die mehr und blieben damit weiterhin deutlich unter der Vorgabe. Interessanterweise erzielte die Interventionsgruppe insgesamt schlechtere Therapieergebnisse als die Kontrollgruppe. Die Erklärung ist, dass die Dosisvorschrift offenbar nicht hinreichend differenziert ist, um der Vielfalt der Behandlungsprobleme und Rahmenbedingungen, d.h. der multivariaten Bestimmtheit ärztlicher Therapieentscheidungen gerecht zu werden. Schwerkranke Patienten (CGI 5-7) erhalten auch ohne Leitlinienvorgabe höhere Dosen. Die Leitlinienvorgabe führt dazu, dass vor allem Patienten mit leichteren Erkrankungen (CGI 1-4), die ansonsten niedrigere Dosen verordnet bekommen, nun ebenfalls höhere Dosen erhalten und diese offenbar schlechter vertragen. Die eigentliche Verschiebung der Dosierung erfolgt bei den leichten Depressionen, die allerdings epidemiologisch am häufigsten sind, so dass in der Gesamtheit durch die Vorgabe der Leitlinien mehr Patients geschadet als genutzt wurde.

Fazit

– Die Therapieanwendung, d. h. Therapiemodalitäten und Drug-Management haben einen wesentlichen Einfluss auf die Wirkungen oder Nebenwirkungen eines Arzneimittels.

– Die Therapie in der täglichen Praxis wird von einer Vielzahl von Variablen bestimmt. Anwendungsbeobachtungen erlauben, diese Faktoren zu untersuchen.

– Ergebnisse aus Anwendungsbeobachtungen belegen, dass Erfahrungen aus Kliniken nicht direkt auf die Therapie in niedergelassenen Praxen übertragen werden können. Gleiches gilt auch für Schlussfolgerungen von einer Arztgruppe auf eine andere. Es gibt Unterschiede nicht nur in der Behandlungsart, sondern auch hinsichtlich der Art der Patienten (z.B. sozialer Status), dem Schweregrad der Erkrankung, der vorliegenden Therapieprobleme oder des Therapieverlaufs. Therapieempfehlungen und Leitlinien müssen daher jeweils auf den speziellen Behandlungsrahmen abgestellt werden.

– Das in Anwendungsbeobachtungen ermittelte Nebenwirkungsprofil liefert dem behandelnden Arzt wichtige Informationen über die zu erwartenden Nebenwirkungen, die er mit seinem Patienten besprechen muss.

– Anwendungsbeobachtungen sind eine wissenschaftliche Methode, mit der Behandlungsleitlinien empirisch auf ihre Gültigkeit überprüft werden können. In sog. interventiven Anwendungsbeobachtungen können leitlinienexponierte Ärzte mit einer Kontrollgruppe verglichen werden, um zu sehen, ob die Leitlinienvorgabe überhaupt von den Ärzten rezipiert wird, ob es zu einer Änderung im Therapieverhalten kommt und ob dies zu einem anderen Therapieergebnis führt. Erst wenn empirisch gezeigt wurde, dass die Antwort auf diese Fragen positiv ausgefallen ist, dann kann tatsächlich von einer evidenzbasierten Leitlinie gesprochen werden.

Literatur

AHCPR, Agency for Health Care Policy and Research: Depression in Primary Care. US Dept. of Health and Human Services, Rockville 1993

BMG: Empfehlungen zur Planung, Durchführung und Auswertung von Anwendungsbeobachtungen, Bundesanzeiger Nr. 229, 4.12.1998

Dittmann RW. Patientencharakteristika und Behandlungsmerkmale bei Psychiatern und Allgemeinmedizinern. Psychopharmakotherapie 1997; 4: 48–51

Eckert M. Anwendungsbeobachtungen als Bestandteil der klinischen Forschung nach der Zulassung von Arzneimitteln. SIMW, Meerbusch, 1997

Habs M, Honold E, Meng G. Die Anwendungsbeobachtung beim niedergelassenen Arzt. Jena, Universitätsverlag, 1992

Herbold M. International guidelines on postauthorization research and surveillance. Pharmacopsychiat 1997; 30: 62–64

Hönig R, Eberhardt R, Köri–Lindner C, Langen M (Hrsg.). Anwendungsbeobachtung. Berlin, E. Habrich, 1998

Linden M. Differences in adverse drug reactions in phase III and phase IV of the drug evaluation process. Psychopharmacology Bulletin 1993; 29: 51–56

Linden M (Hrsg). Fluoxetin. Ergebnisse einer Anwendungsbeobachtung. Psychopharmakotherapie 1997; 4 (Supplement Nr. 5). 1–52a

Linden M. Die Therapieevaluation unter Praxisbedingungen. Psychopharmakotherapie 1997b; 4: 3–7

Linden M. Die Beobachtung der Arzneimittelanwendung. Wissenschaftliche Fragen im Rahmen von Anwendungsbeobachtungen. In: Hönig R, Eberhardt R, Köri–Lindner C, Langen M (Hrsg.). Anwendungsbeobachtung. Berlin, E. Habrich, 1998

Linden M, Baier D, Beitinger H, Kohnen R, Osterheider M, Philipp M, Reimitz PE, Schaaf B, Weber HJ. Leitlinien zur Durchführung von Anwendungsbeobachtungen in der Psychopharmakotherapie. Der Nervenarzt 1994; 65: 638–644

Linden M, Gothe H. Benzodiazepine substitution in medical practice. Analysis of pharmacoepidemiological data based on expert interviews. Pharmacopsychiatry 1993; 26: 107–113

Linden M, Ahrens B, Schotte K, Golde J. Der Einfluß von Richtlinien-empfehlungen auf die Niedrigdosierung trizyklischer Antidepressiva am Beispiel von Doxepin. Psychopharmakotherapie 2000; 7: 75–79 a

Linden M, Gothe H, Dittmann RW, Schaaf B. Early termination of antidepressant drug treatment. J Clin Psychopharmacol 2000; 20: 523–530 b

Linden M, Ludewig K, Munz T, Dierkes W. Dosage finding and outcome of venlafaxine treatment in psychiatric outpatients and inpatients. results of a drug utilization observation study. Submitted for publication 2002

Victor N, Schäfer H, Nowak H. Arzneimittelforschung nach der Zulassung. Berlin, Springer, 1991

Sicherheit und Verträglichkeit von Antidepressiva

Markus Gastpar

Die neuen Antidepressiva sind heute im Vergleich zu den älteren trizyklischen Antidepressiva deutlich sicherer geworden. So spielt die therapeutische Breite bei den modernen Antidepressiva – im Gegensatz z.B. zu Lithium, bei dem zwischen therapeutischer Wirksamkeit und Toxizität nur ein sehr eng definierter Grad besteht – keine entscheidende Rolle mehr. Bei den modernen Antidepressiva sind Dosistitrationen bzw. Plasmaspiegelkontrollen nur in Ausnahmefällen notwendig. Lediglich bei Nefazodon und Venlafaxin sollte in den ersten Behandlungstagen die Dosis langsam gesteigert werden.

Bei der Verträglichkeit eines Antidepressivums zu Beginn der Behandlung ist die Akutverträglichkeit entscheidend und maßgeblich an der weiteren Compliance beteiligt. In der Anfangsphase

Tab. **1**   Anwendbarkeitskriterien für Antidepressiva

Sicherheit	Verträglichkeit	Handhabbarkeit
Akute therapeutische Breite	Akute Verträglichkeit	Möglichkeit der Einmalgabe
Langzeit-Sicherheit	Langfristige Verträglichkeit	Notwendigkeit der Titrierung
Pharmakokinetische Interaktionen		Einfachheit der optimalen Dosierung
Pharmakodynamische Interaktionen		Notwendigkeit von Kontrolluntersuchungen

können beispielsweise bei den SSRI u.a. Unruhe, Nervosität und Angstsymptome auftreten. Der Patient muss daher sorgfältig über die zu erwartenden Nebenwirkungen informiert werden. Ein Großteil der zu beobachtenden Nebenwirkungen klingt im Verlauf der Behandlung ab, beispielsweise reduziert sich „Müdigkeit", die in den ersten Behandlungstagen unter einer Behandlung mit dem NaSSA Mirtazapin beobachtet wird, in der weiteren Beobachtungszeit auf Plazeboniveau (siehe auch Beitrag von Laux in diesem Buch).

Dosisfindung

Ein weiterer wichtiger Aspekt ist die Handhabbarkeit: je einfacher eine Substanz in der Anwendung ist, desto weniger Fehler können dabei gemacht werden. Moderne Antidepressiva, z.B. SSRI, bieten hier einen entscheidenden Vorteil, da in der Regel nur eine Dosis empfohlen wird. Venlafaxin und Nefazodon müssen dagegen aufdosiert werden.

Einmalgabe

Eine tägliche Einmalgabe erleichtert die Handhabbarkeit, verringert mögliche Fehler in der Medikamenteneinnahme und verbessert die Compliance.

Bei den modernen Antidepressiva ist nur bei Fluvoxamin, Venlafaxin (in Retardform auch als Einmaldosierung), Nefazodon und Reboxetin eine Mehrfachdosierung erforderlich, bei Citalopram, Fluoxetin, Paroxetin, Sertralin und Mirtazapin ist hingegen eine Einmaldosierung ausreichend.

Kontrolluntersuchungen

Wie bei jedem Medikament sollten auch unter den modernen Antidepressiva in regelmäßigen Abständen Kontrolluntersuchungen durchgeführt werden, da es in seltenen Fällen zu Blutbildveränderungen, Nieren- und Leberfunktionsstörungen kommen kann (Benkert, Hippius, 2001). Das Blutbild sollte in den ersten sechs Monaten monatlich, dann vierteljährlich kontrolliert werden. Bei

Mianserin empfehlen die Hersteller in den ersten Behandlungsmonaten wöchentliche Blutbildkontrollen. Blutdruck und Puls sollten regelmäßig überprüft werden.

Nebenwirkungen

Nebenwirkungen der modernen Antidepressiva lassen sich wie folgt einteilen:

– Für den Patienten subjektiv störend, objektiv kaum bedrohlich, z. B. anticholinerge Effekte (Mundtrockenheit, Schwitzen, Verstopfung, Tremor, Akkommodationsstörung), Kopfschmerz und/oder Nausea

– für den Patienten subjektiv störend, mäßig bedrohlich, z. B. Sedation, orthostatische Hypotension, Exantheme, Schlaflosigkeit

– Für den Patienten subjektiv wenig störend, objektiv messbar und gefährlich. Z. B. Reizleitungsstörung am Herzen, Blutdyskrasien, Hepatitis, epileptische Anfälle, Interaktionen mit anderen Medikamenten.

Subjektiv störende Nebenwirkungen beeinflussen die Compliance und damit auch direkt die Sicherheit einer Substanz, da eine ineffiziente Behandlung vor allem bei depressiven Patienten eine Gefährdung darstellt.

Mäßig bedrohliche und für den Patienten störende Nebenwirkungen wie zum Beispiel starke Sedation und/oder hypostatische Dysregulationen sind ein nicht zu unterschätzendes Sicherheitsrisiko.

Ein sehr hohes Risiko besteht bei antidepressiven Substanzen mit Nebenwirkungen, die objektiv messbar und für den Patienten bedrohlich sind, wie zum Beispiel Erregungsleitungsstörungen am Herzen, Interaktionen mit anderen Medikamenten.

Die verschiedenen Antidepressivaklassen unterscheiden sich deutlich in ihren Nebenwirkungsprofilen. Bei den trizyklischen Antidepressiva dominieren anticholinerge Nebenwirkungen, Gewichtszunahme, Sedation und Orthostase.

Bei den SSRI treten vor allem serotonerge Nebenwirkungen, Nausea, Unruhe, sexuelle Nebenwirkungen und Insomnie auf.

Hauptnebenwirkungen der reversiblen MAO-Hemmer sind Orthostasestörungen und Insomnie, sie gehören aber sonst zu den gut verträglichen Antidepressiva.

Die Gruppe der nichttrizyklischen Antidepressiva (NTZA) stellt eine sehr heterogene Gruppe dar, in Tab. 2 sind daher auch die verschiedenen Nebenwirkungen der einzelnen Substanzen aufgeführt:

Unter Reboxetin werden Nebenwirkungen wie Unruhe, Tremor, Erektions- und Ejakulationsstörungen beobachtet.

Venlafaxin hat einen dualen Wirkmechanismus und in niedriger Dosierung vor allem serotonerge Nebenwirkungen. Erst bei höherer Dosierung wird auch die Noradrenalin-Wiederaufnahme gehemmt. Daraus folgen: Übelkeit, Erbrechen, Schlafstörungen, Schwindel, Unruhe, Obstipation und Hypertonie, aber alle in begrenzter Ausprägung.

Unter Mirtazapin werden die $5-HT_2$- und $5-HT_3$-Rezeptoren blockiert, Nebenwirkungen beschränken sich daher auf eine leichte Gewichtszunahme und Sedierung.

Tab. 2 Nebenwirkungsprofile von Antidepressiva-Gruppen

	TZA	SSRI	RIMA/ MAO I	Reboxetin	Mirtazapin	Nefazodon	Venlafaxin
Anticholinerge Nebenwirkungen	+++			+		+	
Gewichtszunahme	+++				+		
Sedation	+++				+	+	
Orthostase	+++	+	+/++	+			+
Insomnie		+	+/++	+			+
Sexuelle Dysfunktionen	++	+++	-/+	+			+
Kopfschmerz		++					+
Gewichtsabnahme		+++					
Nausea		+++				+	+

Zusammenfassung verschiedener publizierter Schemata

Die häufigsten Nebenwirkungen unter Nefazodon sind Nausea, Sedierung, Mundtrockenheit (deutlich schwächer als unter TZA) und Müdigkeit.

Pharmakokinetik

Sicherheit und Verträglichkeit der Substanzen beruhen – abgesehen von Dosierung und Arzneimittelinteraktionen – vor allem auf den pharmakokinetischen Eigenschaften der Substanzen z. B. Halbwertszeit, Proteinbindung, Bioverfügbarkeit. Nach Tab. 3 unterscheiden sich die einzelnen Antidepressiva beispielsweise in ihren Halbwertszeiten. Die längste Halbwertszeit hat Fluoxetin (Nierenberg, 2000), das außerdem einen aktiven Metaboliten mit einer Halbwertszeit von über sechs Tagen besitzt. Dies muss beispielsweise berücksichtigt werden, wenn von Fluoxetin auf ein anderes Antidepressivum umgestellt werden soll oder Fluoxetin mit weiteren Medikamenten kombiniert wird.

Hemmung wichtiger Cytochrom-P450-Isoenzyme durch neuere Antidepressiva

Viele Arzneimittel werden über die Enzyme des Cytochrom P450-Systems metabolisiert. Hemmt oder induziert eine Substanz eines dieser Isoenzyme, kommt es zu einem Anstieg bzw. Abfall der Plasmaspiegel der Medikamente, die über dieses Enzym verstoffwechselt werden. Da heute vermehrt Kombinationsbehandlungen erfolgen, gewinnt dieses System zunehmend an Bedeutung. Auch einige der neuen Antidepressiva greifen in den Metabolismus der Cytochrom-P450-Familie ein, dies muss in der Therapie insbesondere bei Kombinationsbehandlungen, z. B. mit Marcumar®, Antibiotika, und komorbiden Patienten berücksichtigt werden: Fluoxetin hemmt CYP2 D6, Fluvoxamin vor allem CYP1 A2 und CYP2 C19, Sertralin CYP2 C19 und Paroxetin CYP2 D6. Citalopram, Mirtazapin und Reboxetin weisen dagegen kein relevantes Hemmpotenzial auf.

Tab. **3** Substanzen und Halbwertszeiten

	Substanz	Halbwerts-zeit (Std.)	Aktiver Metabolit	Protein-bindung	Bioverfüg-barkeit
SSRI	Fluvoxamin	15	–	77	94
	Citalopram	33	–	< 80	80
	Fluoxetin	48–72	168–216	94.5	85
	Paroxetin	24	–	95	> 90
	Sertralin	26	60–108	98	88
SNRI	Venlafaxin[1]	5	11	27	13
NARI	Reboxetin	12	–	25	> 60
TZA	Imipramin	20	20	86	50
NaSSA	Mirtazapin	20–40	–	85	50
DSA	Nefazodon	2	4	99	20

[1] Venlafaxin ist auch in einer Retardformulierung erhältlich, die sich durch eine wesentlich längere Halbwertszeit auszeichnet und nur einmal pro Tag verabreicht werden muss.

Tab. **4** Hemmung wichtiger Cytochrom-P450-Isoenzyme durch neuere AD

Substanz	1 A2	2 C9	2 C19	2 D6	3 A
Citalopram	+	0	0	0	0
Desmethylcitalopram	0	0	0	+	0
Desmethylsertralin	+	+	+bis++	+	+
Fluoxetin	+	++	+bis++	+++	+
Fluvoxamin	++	++	+++	+	++
Hydroxynefazodon	0	0	0	0	+++
Mirtazapin	0	0	0	0	0
Nefazodon	0	0	0	0	+++
Norfluoxetin	+	++	+bis++	+++	++
Paroxetin	+	+	+	+++	+
Reboxetin	0	0	0	0	0
Sertralin	+	+	+bis++	+	+
Venlafaxin	0	0	0	0	0

Tab. **5** Todesfälle und tödliche Vergiftungen unter Antidepressiva nach Henry et al., 1995

Antidepressivum	DDD* in mg	Beobachtete Todesfälle 1987–92	Erwartete Todesfälle 1987–92	Todesfälle pro Million DDD 1987–92
Imipramin	100	111	94	1.47 (1.2 1.74)
Trimipramin	150	34	38	1.1 (0.76–1.49)
Tranylcypromin	10	8	22	0.54 (0.19–0.8)
Trazodon	300	7	16	0.6 (0.21 to 0.99)
Mianserin	60	12	70	0.2 (0.11–0.35)
Fluvoxamin	150	2	11	0.19 (0.02–0.66)
Sertralin	75	1	6	0.13 (0–0.81)
Paroxetin	20	1	19	0.04 (0–0.26)
Fluoxetin	20	1	66	0.02 (0–0.07)

* DDD = Defined Daily dose

Toxizität

Ein weiterer Punkt, der bei der Sicherheit der Substanzen eine Rolle spielt, ist ihre Toxizität. In Tab. **5** ist die Häufigkeit der Vergiftungen im Vergleich neuer und alter Antidepressiva (AD) aufgeführt.

Der Unterschied zwischen neuen und alten Substanzen ist relevant, unter den älteren Substanzen sind deutlich mehr tödlich verlaufende Vergiftungen aufgetreten als unter den neuen Substanzen. Die SSRI weisen einen statistisch signifikant deutlich besseren Quotienten auf, wie der Vergleich nach verschiedenen Antidepressivagruppen zeigt (Tab. **6**).

Die neuen Substanzen Mirtazapin und Nefazodon waren damals noch nicht zugelassen. Daten aus neueren Untersuchungen (Rauber, 2001) weisen aber auf ähnlich niedrige Werte wie unter den SSRI hin.

Dies bestätigt auch eine neuere Untersuchung aus den Jahren zwischen 1991 und 1997 aus Wien (Frey et al., 2000). Unter den neuen Antidepressiva wurden in Monotherapie keine schweren

Tab. 6   Antidepressivaintoxikationen in Wien von 1991–1997 absolut (n) und per Mio. DDD (d)

	Mono-therapie n d	Kombinations-therapie n d
Trizyklika	30 1,3	140 6,3
SSRI (Fluoxetin, Citalopram, Paroxetin, Fluvoxamin, Sertralin)	0 0	5 0,34
MAO I (Moclobemid)	0 0	0 0
Andere (Trazodon/Mianserin)	0 0	6 1,75

(unter Mirtazapin und Nefazodon wurden keine Intoxikationen beobachtet)

Intoxikationen beobachtet. Auch in Kombination mit anderen Medikamenten treten unter den neuen Antidepressiva signifikant weniger Intoxikationen auf als unter den alten trizyklischen Substanzen, obwohl die Verschreibungszahlen stark steigen.

Pharmakologisch bedingte Nebenwirkungen

Die auftretenden Nebenwirkungen sind zum großen Teil auf die unterschiedlichen Rezeptorprofile der Antidepressiva zurückzuführen. A. Nierenberg hat bereits in den 90er Jahren die unerwünschten Nebenwirkungen von Antidepressiva den entsprechenden pharmakologischen Aktivitäten zugeordnet. Mit diesem System wird die Therapieauswahl, vor allem bei komorbiden Patienten, deutlich erleichtert.

- Noradrenalin-Wiederaufnahmehemmung: Mundtrockenheit, Obstipation, Schwitzen, Schlaflosigkeit, Miktionsbeschwerden
- Serotonin-Wiederaufnahmehemmung: Magen-Darm-Beschwerden, Diarrhö, Serotoninsyndrom
- α_1-Blockade: Mundtrockenheit
- H_1-Blockade: Müdigkeit, Sedierung, Appetitsteigerung, Gewichtszunahme
- Stimulation von 5-HT$_{2A}$: sexuelle Funktionsstörungen, Schlafstörungen
- Stimulation von 5-HT$_{2C}$: Gewichtsabnahme

– Stimulation von 5-HT$_3$: Übelkeit, Erbrechen
– Blockade von 5-HT$_3$: Obstipation

Weitere Problemstellungen mit neuen Antidepressiva

Umschlag in Manie (Switch) bei bipolaren Depressionen
– Entzugssymptome
– Serotoninsyndrom
– Extrapyramidalmotorische Störungen
– Sexuelle Funktionsstörungen
– Schwangerschaft/Stillen
– Änderung der Blutgerinnung
– Herzinfarkt
– Beeinträchtigung der Fahrtauglichkeit

Bei der Behandlung mit Antidepressiva können zu den bereits genannten Nebenwirkungen eine Reihe weiterer Probleme auftreten, die die einzelnen Substanzen unterschiedlich betreffen.

Switch-Risiko

Das so genannte Switch-Risiko von Antidepressiva, d. h. der medikamentös verursachte Übergang von einer depressiven Episode in einen manischen Zustand, wird seit vielen Jahren intensiv diskutiert (z. B. Altshuler et al., 1995). Einige Studien konnten zeigen, dass unter den neueren Antidepressiva die Switchrate deutlich niedriger ist als unter den trizyklischen Antidepressiva, die eine Switchrate von über 20 % aufweisen. Eine Reihe von Untersuchern konnte dieses Ergebnis jedoch nicht bestätigen. Zurzeit ist daher noch unklar, ob sich die neueren Antidepressiva in der Switchrate von den trizyklischen unterscheiden. Lediglich unter Nefazodon wurde kein Switch in einen manischen Zustand beobachtet, die Datenlage zu Nefazodon ist allerdings noch schwach.

Entzugssymptome

Beim plötzlichen Absetzen der SSRI können die klassischen Abstinenzsymptome auftreten: grippeähnliche Symptome mit Schlafstörungen, Schwindel, Unruhe und zum Teil sogar Nausea. Diese Problematik wird häufiger bei Frauen als bei Männern beobachtet. Die Ursache ist noch unklar, diskutiert wird ein vorübergehendes serotonerges Ungleichgewicht. Im Zweifelsfall sollten SSRI daher langsam ausgeschlichen werden. Werden die SSRI wieder angesetzt, verschwinden die Symptome innerhalb von 48 Stunden.

Diese Entzugssymptome wurden unter allen SSRI beobachtet, am häufigsten unter Paroxetin, am seltensten unter Citalopram. Bisher liegen noch keine Hinweise auf Entzugssymptome unter den anderen neueren Antidepressiva vor.

Serotoninsyndrom

Sehr selten tritt unter Antidepressiva-Behandlung das Serotoninsyndrom (Sternbach, 1991, Hegerl et al., 1998) auf. Es ist gekennzeichnet durch Verwirrtheit, Hyperthermie, Hyperreflexie, Tremor, Blutdruckschwankungen und Diarrhö. Ursache ist eine sehr stark erhöhte Serotoninkonzentration. Unter den neueren Antidepressiva scheint dieses Serotoninsyndrom nur in Kombination mit weiteren serotonergwirksamen Medikamenten, z.B. MAO-Hemmern, aufzutreten – auch Alkohol oder Kokain können die Serotoninfreisetzung erhöhen.

Extrapyramidal-motorische Störungen

Vor allem bei SSRI können extrapyramidalmotorische Störungen (EPS) auftreten, besonders gefährdet scheinen dabei ältere Patienten zu sein. In einer Studie von 1998 wurden bei 6 % der Patienten über 60 Jahren, die mit SSRI behandelt wurden, extrapyramidalmotorische Nebenwirkungen berichtet. Möglicherweise treten im Alter spezielle Depressionsformen mit einer Störung der Basalganglien auf, vermuten die Autoren. Patienten mit Dopamin-Mangel sind offenbar ebenfalls empfindlich gegenüber EPS unter SSRI. Mehrere Autoren beschreiben eine Parkinsonoid-Verschlechterung bzw. Induktion unter SSRI.

EPS wurden auch unter den trizyklischen Antidepressiva berichtet, scheinen aber bei den SSRI etwas häufiger zu sein.

Sexuelle Funktionsstörungen

Sexuelle Dysfunktionen, z.B. Impotenz, Ejakulationsstörungen oder Orgasmusstörungen, werden unter den modernen Antidepressiva relativ häufig beobachtet (Michelson et al., 2000, Csef, 1997). Die meisten sexuellen Nebenwirkungen wurden unter den SSRI berichtet. In den einzelnen Studien wurden diese Störungen allerdings unterschiedlich erfasst, so dass kein direkter Vergleich der Häufigkeit möglich ist. Es gibt aber Hinweise darauf, dass innerhalb der SSRI sexuelle Dysfunktionen am häufigsten unter Paroxetin auftreten, am seltensten unter Sertralin. Venlafaxin und Reboxetin können ebenfalls sexuelle Dysfunktionen auslösen, allerdings seltener als die SSRI. Mirtazapin und Nefazodon führen hingegen nicht zu sexuellen Funktionsstörungen, wie auch aufgrund der 5-HT$_{2A}$-Blockade zu erwarten ist.

Sexuelle Dysfunktionen sind aber immer auch von psychologischen Problemen überlagert, die Frage der sexuellen Funktionsstörungen unter Antidepressiva kann daher letztlich noch nicht beantwortet werden.

Schwangerschaft/Stillen

Die Entscheidung, ob während Schwangerschaft und Stillphase medikamentös behandelt werden sollte, muss der Arzt sorgfältig zusammen mit der Patientin abwägen, da kontrollierte Studien fehlen. Die meisten Erfahrungen wurden mit trizyklischen Antidepressiva gemacht, bei denen bisher keine Missbildungen oder Spätfolgen an Ungeborenen bekannt wurden (Yoshida et al., 1997). Auch unter Fluoxetin wurde bei den gemeldeten Schwangerschaften kein erhöhtes Risiko für Missbildungen und Spontanaborte sowie Geburtskomplikationen berichtet. Zu den anderen neueren Antidepressiva liegen noch weniger Daten vor. Nach Einschätzung der International Federation of Gynecology and Obstetrics bestehen grundsätzlich keine Sicherheitsbedenken hinsichtlich Mutter und Kind bei SSRI-Gabe. SSRI sind nicht teratogen, vermutlich besteht keine neonatale Toxizität.

Sollten depressive Mütter, die mit Antidepressiva behandelt werden, ihre Kinder stillen oder ist damit ein erhöhtes Gesundheitsrisiko für die Säuglinge verbunden? Bisher lagen zu dieser Frage nur Fallberichte vor, die nicht auf gesundheitliche Veränderungen hinweisen. Dies wurde jetzt in einer Studie mit 14 stillenden Müttern unter Sertralin bestätigt. (Epperson et al., 2001). Die Studie zeigte, dass sich die Serotonin-Werte der Säuglinge in dieser Studie nicht veränderten.

Zu den anderen neueren Antidepressiva liegen hierzu keine Hinweise vor.

Blutgerinnung

Unter SSRI wurden einzelne Kasuistiken mit einer verstärkten Blutungsneigung berichtet (de Abajo et al., 1999). Dies ist möglicherweise mit der serotoninvermittelten Plättchenaggregierung verbunden. SSRI hemmen die Plättchenaggregierung durch eine Serotonin-Verarmung der Thrombozyten.

Herzinfarkt

Möglicherweise verringern SSRI das Risiko, einen Herzinfarkt zu erleiden. In einer Studie von Kimmel et al. an 653 Patienten, die wegen eines ersten Herzinfarktes stationär aufgenommen wurden, konnte ein signifikant verringertes Risiko für einen zweiten Herzinfarkt im Vergleich zu einer Kontrollgruppe beobachtet werden. Nach Ansicht der Autoren könnte daran ein hemmender Einfluss der SSRI auf die serotoninvermittelte Plättchenaggregierung oder möglicherweise eine Verbesserung anderer Faktoren, die mit einem erhöhten Herzinfarktrisiko verbunden sind, eine Rolle spielen (Sauer et al., 2001).

Fahrtauglichkeit

Fast alle Antidepressiva, auch die modernen, weisen in den Fachinformationen darauf hin, dass ihre Einnahme mit einer verminderten Fähigkeit am Straßenverkehr teilzunehmen verbunden ist. Die einzigen Ausnahmen sind Moclobemid und Citalopram.

Zusammenfassung

– Die neuen Substanzen unterscheiden sich hinsichtlich ihrer Rezeptorprofile. Im Vergleich zu den trizyklischen Antidepressiva schneiden die neueren Antidepressiva bezogen auf Verträglichkeit und Sicherheit deutlich besser ab.

– Bei den SSRI treten vor allem serotonerge Nebenwirkungen, Nausea, Unruhe, sexuelle Dysfunktionen und Insomnie auf.

– Hauptnebenwirkung der reversiblen MAO-Hemmer ist die Insomnie, sie zählen aber sonst zu den gut verträglichen Antidepressiva:

– Unter Reboxetin werden noradrenerge Nebenwirkungen, Unruhe, Tremor, Erektions- und Ejakulationsstörungen beobachtet.

– Venlafaxin hat einen dualen Wirkmechanismus und in niedriger Dosierung vor allem serotonerge Nebenwirkungen. Erst bei höherer Dosierung wird auch die Noradrenalin-Wiederaufnahme gehemmt. Daraus folgen: Übelkeit, Schlafstörungen, Schwindel, Unruhe, Obstipation und Hypertonie.

– Unter Mirtazapin werden die $5-HT_2$-Rezeptoren blockiert, Nebenwirkungen beschränken sich daher auf eine leichte Gewichtszunahme und Sedierung.

– Die häufigsten Nebenwirkungen unter Nefazodon sind Nausea, Somnolenz, Mundtrockenheit (deutlich schwächer als unter TZA) und Müdigkeit.

– Die Cytochrom-P450-Isoenzyme werden von den einzelnen Antidepressiva unterschiedlich gehemmt: Fluoxetin hemmt CYP2 D6, Fluvoxamin vor allem CYP1 A2 und CYP2 C19, Sertralin CYP2 C19 und Paroxetin CYP2 D6. Citalopram, Mirtazapin und Reboxetin weisen dagegen kein relevantes Hemmpotenzial auf

– SSRI können in seltenen Fällen EPS verursachen und/oder ein Parkinsonoid verschlechtern bzw. induzieren. Zur Behandlung von Parkinson-Patienten sind sie daher nur bedingt zu empfehlen.

– Herzinfarktpatienten können von einer Behandlung mit SSRI profitieren, daran ist vermutlich die serotoninvermittelte Plättchenaggregierung beteiligt.

Fazit

Die neueren Antidepressiva unterscheiden sich voneinander und diese Unterschiede muss man kennen. Direkte Vergleiche der in Studien ermittelten Nebenwirkungen sind aufgrund der großen Varianz der angewendeten Erfassungsmethoden nicht möglich. Nach den bisher vorliegenden Erkenntnissen sind die Unterschiede zwischen den neueren Antidepressiva jedoch geringer ausgeprägt als zwischen den neueren im Vergleich zu den alten Antidepressiva, wobei sich die neueren Antidepressiva eindeutig durch bessere Sicherheit und Verträglichkeit auszeichnen.

Literatur

Altshuler LL, Post RM, Leverich GS, Mikalauskas K, Rosoff A, Ackerman L. Antidepressant-induced mania and cycle acceleration: a controversy revisited. American Journal of Psychiatry 1995; 152: 1130–1138

Benkert O, Hippius H (Hrsg.): Kompendium der Psychiatrischen Pharmakotherapie. Berlin, Heidelberg, Springer Verlag, 2001

Csef H. Selektive Serotonin-Wiederaufnahmehemmer (SSRI) und die Sexualfunktion. Sexualmedizin 1997; 9: 230–232

de Abajo F, Rodriguez L, Montero D. Association between selective serotonin reuptake inhibitors and upper gastrointestinal bleeding: population based case-control study. BMJ 1999; 319: 1106–1109

Epperson N, Czarkowski KA, Ward-OBrian D. Maternal sertraline treatment and serotonin transport in breast feeding mother-infant pairs. American Journal of Psychiatry 2001; 158 (10): 1631–1637

Frey R, Schreinzer D, Stimpfl T, Vycudilik W, Berzlanowich A, Kasper S. Suicide by antidepressant intoxication identified at autopsy in Vienna from 1991–1997: the favourable consequences of the increasing use of SSRIs. European Neuropsychopharmocology 2000; 10 (2): 133–142

Grohmann R, Rüther E, Engel RR, Hippius H. Assessment of Adverse Drug Reactions in Psychiatric Inpatients with the AMSP Drug

Safety Program: Methods and First Results for Tricyclic Antidepressants and SSRI. Pharmacopsychiatry 1999; 32: 21–28

Hegerl U, Bottlender R, Gallinat J, Kuss H.-J, Ackenheil M. The serotonin syndrome scale: first results on validity. European Archives of Psychiatry and Clinical Neuroscience 1998; 248 (2): 96–103

Henry JA, Alexander CA, Sener EK. Relative mortality from overdose of antidepressants. British Journal of Medicine 1995; 310: 221–224

Joerger M, Bünter M, Hartmann K, Kuhn M. „Entzugssymptome" der modernen Antidepressiva. Schweizerische Ärztezeitung 2001; 82 (3): 65–67

Michelson D, Bancroft J, Targum S: Female Sexual Dysfunction Associated with Antidepressant Administration: A Randomized, Placebo-Controlled Study of Pharmacologic Intervention. American Journal of Psychiatry 2000; 157: 239–243

Möller H-J. Are all Antidepressants the Same? Journal of Clinical Psychiatry 2000; 61 (6): 24–28.

Nierenberg A, Farabaugh AH, Alpert JE. Timing of Onset of Antidepressant Response with Fluoxetine Treatment. American Journal of Psychiatry 2000; 157: 1423–1428

Rauber C, Guirguis M, Schnorf S, Lorent JP, Meier-Abt PJ, Kupferschmidt H. Tox-Zentrum 2000, Zum Jahresbericht des Schweizerischen Toxikologischen Informationszentrums. Schweizerische Ärztezeitung 2001; 28 (41): 2184–2187

Shah R, Uren Z, Baker A, Majeed A. Trend in suicide from drug overdose in the elderly in England and Wales, 1993–1999. International Journal of Geriatric Psychiatry 2002; 17 (5): 416–421

Sternbach H. The Serotonin Syndrome. American Journal of Psychiatry 1991; 148: 705–713

Yoshida K, Smith B, Craggs M, Kumar RC. Investigation of pharmacokinetics and of possible adverse effects in infants exposed to the tricyclic antidepressants in breast-milk. Journal of Affective Disorders 1997; 43: 225–227

Metaanalyse der Wirksamkeit neuer Antidepressiva

Claudia Schöchlin und Rolf R. Engel

In einer Metaanalyse wurden die publizierten doppelblinden plazebokontrollierten Studien zur antidepressiven Akutbehandlung mit Mirtazapin, Nefazodon, Reboxetin und Venlafaxin zusammengefasst. Ziel der Analyse war die Berechnung von relativen Effektstärken der neuen Substanzen im Vergleich zu Plazebo. In die Metaanalyse wurden sowohl zweiarmige (neues Antidepressivum gegen Plazebo) als auch dreiarmige Studien (zusätzlich ein älteres Antidepressivum als Standardvergleichspräparat) aufgenommen. Bei den dreiarmigen Studien wurden die Ergebnisse des Vergleichspräparats nicht in die Datenanalyse mit einbezogen. Ebenso wurden reine Vergleichsstudien zwischen neueren und älteren Antidepressiva nicht mit aufgenommen, auch keine Langzeitstudien.

Methode

Die Wirksamkeitsbeurteilung dieser Metaanalyse erfolgte mittels der plazebobezogenen Effektstärke. Dabei wurde jeweils die Differenz der antidepressiven Wirkung des Arzneimittels im Vergleich zu Plazebo berechnet. Grundlage für die Daten bildeten die Responsedaten, und zwar nach dem Responsekriterium, das die Autoren der jeweiligen Studie gewählt hatten. In der Regel war als Responsekriterium eine mindestens 50 %ige Reduktion der Symptomatik auf der Hamilton-Depressions-Skala am Endpunkt der Studie definiert.

Studien, in denen keine Responderanalyse erfolgt war, konnten nicht in die Metaanalyse aufgenommen werden. In dieser Analyse wurde die Anzahl der Responder zur Gesamtanzahl der in die Studie einbezogenen Patienten in Beziehung gesetzt („Intent-to-treat-

Analyse"). Unter Umständen können deshalb die hier berechneten Responderraten von den in den Originalberichten genannten abweichen.

Effektstärkenberechnung

Als Effektstärkemaß wurde hier der einfache Vierfelder-Korrelationskoeffizient verwendet. Von den diversen Möglichkeiten, Effektstärken bei Proportionsvergleichen auszudrücken (zum Beispiel relative Risiken, Odds-ratios, number-needed-to-treat, u.a) sind Korrelationskoeffizienten diejenigen, die für den Anwender am einfachsten zu interpretieren sind. Eine Effektstärke von $r = 0,2$ bedeutet in der Praxis, dass die Responderquote der Verum-Gruppe um 20 Prozentpunkte über derjenigen von Plazebo liegt. Wenn beispielsweise die Responderquote der Verum-Gruppe bei 50 % liegt und diejenige der Plazebo-Gruppe bei 30 %, dann beträgt die Differenz 20 Prozentpunkte. Der Korrelationskoeffizient beträgt in diesem Fall annähernd $r = 0,20$.

Material

In die Metaanalyse konnten die Daten von über 600 mit Mirtazapin behandelten Patienten, fast 1200 mit Nefazodon behandelten Patienten, rund 700 Patienten unter Reboxetin sowie von fast 2100 Patienten unter Venlafaxin einbezogen werden.

Datenmaterial

Die Anzahl der eingeschlossenen Studien und Fallzahlen der Patienten ist in Tab. 1 gezeigt. Die Anzahl der Studien war manchmal schwer festzulegen, da aus den Publikationen gelegentlich nicht erkennbar war, ob eine einzeln berichtete Studie in Wirklichkeit Teil einer größeren Multicenterstudie war. Auch das Umgekehrte kam vor: Bei Mirtazapin wurde eine Metaanalyse aus vier bereits veröffentlichten Studien aufgenommen, weil nur in der Metaanalyse alle für die vorliegende Zusammenfassung notwendigen Daten enthalten waren. In vielen Publikationen werden die Originaldaten nicht vollständig aufgeführt und stattdessen auf Daten-

Tab. **1** Datenmaterial

	N Studien	Veöff.jahr	zwei-arm.	stati-onär	N Patienten	HAM-D-Baseline
Mirtazapin	4	1995–1997	2	1	633	25,3 ± 0,9
Nefazodon	7	1989–1998	1	1	1187	26,3 ± 1,3
Reboxetin	4	1998–2000	1	2	710	28,5 ± 3
Venlafaxin	12	1993–1999	3	1	2085	25,9 ± 0,8

HAMD-17-Item-Skala

material der jeweils beteiligten Unternehmen verwiesen. Insgesamt muss man feststellen, dass in den letzen Jahren Publikationen häufiger werden, die weder reine Originalberichte noch Metaanalysen sind, sondern beispielsweise in gemischter Form die Ergebnisse von zwei Originalstudien mit einer Nachauswertung von drei schon publizierten Studien vergleichen. Bei den neuen Antidepressiva wurden inzwischen in etwa so viele Metaanalysen wie Originalarbeiten publiziert.

Fast 80 % der klinischen Prüfungen wurden als dreiarmige Studien durchgeführt. Vorwiegend wurden ambulante Patienten eingeschlossen.

Der Schweregrad der Patienten (HAMD-17 > 25) weist darauf hin, dass die meisten Patienten in den hier eingeschlossenen Studien schwer depressiv erkrankt waren.

Ergebnisse

Tab. **2** zeigt die Ergebnisse der Metaanalyse der plazebokontrollierten klinischen Prüfungen von Mirtazapin, Nefazodon, Reboxetin und Venlafaxin. In der Tabelle sind neben der Effektstärke auch deren Konfidenzintervalle, die Fehlerwahrscheinlichkeit der Homogenitätsprüfung der jeweils zusammengefassten Studien und die mittlere Abbrecherrate aufgeführt. Wie man sieht, wurden die meisten Studien mit klinisch üblichen Dosierungen durchgeführt. Die Effektstärken für die vier Substanzen schwankten zwischen 0,19 und 0,22, die Unterschiede zwischen den einzelnen Substanzen sind statistisch nicht bedeutsam.

Tab. 2 Ergebnisse der Metaanalyse

	Mirtazapin	Nefazodon	Reboxetin	Venlafaxin
Anzahl Patienten	633	1187	710	2085
Dosis in mg/die	23 ± 8	308 ±113	9 ±1	186 ±82
Effektstärke r	0,19	0,20	0,21	0,22
untere Konfidenzgrenze für r	0,11	0,14	0,14	0,18
obere Konfidenzgrenze für r	0,26	0,25	0,28	0,26
Homogenitätsprüfung (p)	0,80	0,70	0,10	0,31
Abbrecher-Rate in %	37 ± 6	25	nicht angegeben	32 ± 6

In der Homogenitätsprüfung erwiesen sich die Studien bei drei Substanzen als homogen, lediglich die vier Studien mit Reboxetin erbrachten recht unterschiedliche Ergebnisse (siehe unten). Die Dropout-Raten liegen mit rund 30 % relativ hoch: Etwa jeder dritte bis vierte Patient verlässt die Studie frühzeitig vor dem Ende. Dies entspricht Dropout-Raten, wie sie auch in anderen Studien gefunden werden.

Die Ergebnisse aller einzelnen Studien der vier Substanzen sind in Abb. 1 und 2 gezeigt. In Abb. 1 ist die Effektstärke als Funnelplot in Abhängigkeit von der Stichprobengröße der klinischen Prüfung dargestellt. Bei dieser Darstellung erwartet man, dass sich die Einzelwerte in etwa in Form eines umgekehrten Trichters anordnen. Bei Null entspricht das Ergebnis der aktiven Substanz dem Ergebnis von Plazebo. Die Mittelwerte der Substanzen können aus Tab. 2 entnommen werden, sie liegen, wie in Abb. 2 dargestellt, um 0,21. Je größer das N einer Studie, desto näher wird die Effektstärke dieser Studie in der Nähe des Mittelwerts aller Studien mit dieser Substanz liegen. Je kleiner die Stichprobe bei einer Studie, um so weiter werden die Ergebnisse um diesen Mittelwert streuen. Asymmetrische Trichter kommen zustande, wenn es bei den kleineren Studien ein Veröffentlichkeitsungleichgewicht in dem Sinne gibt, dass kleinere positive Studien publiziert werden, kleiner negative aber nicht. Abb. 1 deutet darauf hin, dass der Publikationsbias hier unerheblich ist.

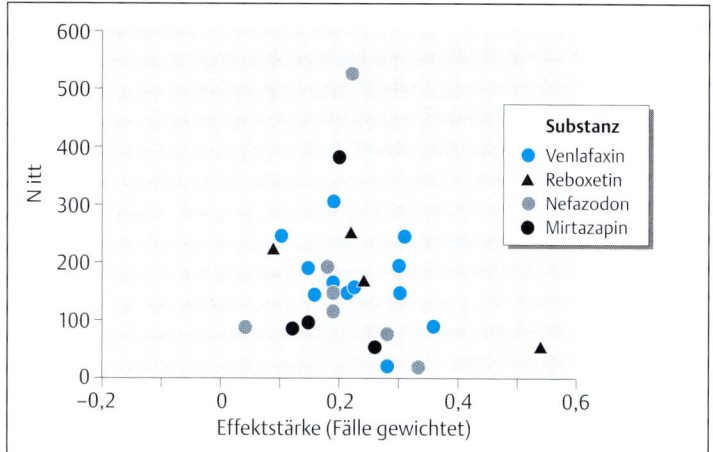

Abb. **1**

Erkennbar ist bei Reboxetin eine relativ große Heterogenität der Ergebnisse, die vor allem auf eine kleinere Studie zurückgeht, die eine sehr hohe Effektstärke von r = 0,55 zeigte.

Fazit

Die Ergebnisse der Metaanalyse zeigen, dass zwischen der antidepressiven Wirksamkeit der hier untersuchten Antidepressiva Mirtazapin, Nefazodon, Reboxetin und Venlafaxin, gemessen an den Responseraten der plazebokontrollierten Studien, kein signifikanter Unterschied zu beobachten ist. Dabei liegen die Responseraten im üblichen Bereich, den man auch bei den älteren Antidepressiva findet.

Diskussion

In diese Metaanalyse wurden nur Studien aufgenommen, die über einen Plazeboarm verfügten. Plazebokontrollierten Studien wird häufig vorgeworfen, dass sie nur an Patienten mit leichteren Depressionen durchgeführt werden. Die Werte der Patienten auf der Hamilton-Depressionsskala (17 Item-Skala ≥ 25 zu Studienbeginn) belegen jedoch, dass die Patienten in den hier eingeschlossenen

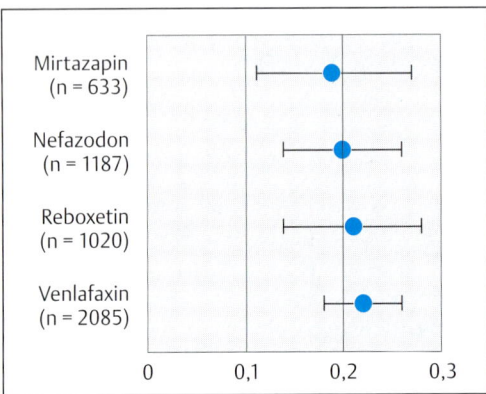

Abb. 2

Studien an schweren Depressionen litten. Die Ergebnisse decken sich mit den Ergebnissen von direkten Vergleichsuntersuchungen, in denen im Allgemeinen auch keine relevanten Unterschiede zwischen den aktiven Antidepressiva gefunden werden.

Metaanalysen von plazebokontrollierten Studien bieten den großen Vorteil, dass die Verbesserungen in den Plazebogruppen als gemeinsame Vergleichsgröße benutzt werden können. Studienspezifische Eigenarten der Patienten oder des Settings, die natürlich die Effizienz einer Therapie beeinflussen, wirken sich auch auf die Plazebobedingung aus, die damit erst ihren Wert als Vergleichsgröße bekommt. Damit können Vergleiche auch zwischen Substanzen angestellt werden, für die es keine direkten Vergleiche gibt.

Die Bewertung der Studien erfolgte anhand der Responseraten. Damit beschränkte sich die Anzahl der eingeschlossenen Studien auf Publikationen, in denen Responseraten angegeben wurden. Responseraten sind die beste Basis für eine klinische Bewertung von Studienergebnissen, weil sich eindeutig angeben lässt, wie viele der in die Studie eingeschlossenen Patienten wirklich gebessert wurden. Studienabbrecher (sei es wegen Nebenwirkungen oder wegen mangelnder Wirkung) gehen dabei als Nonresponder in die Bewertung ein. Mit Auswertungen auf der Basis von Messwertverläufen (zum Beispiel Ratingskalen) lassen sich Studienabbrecher häufig nicht so eindeutig zuordnen.

Angststörungen als Indikationserweiterung von Antidepressiva

Borwin Bandelow

Klassifikation der Angststörungen

Depressionen und Angststörungen zählen zu den häufigsten psychischen Erkrankungen und treten häufig gemeinsam auf. Moderne Klassifikationssysteme wie DSM-IV und ICD-10 unterscheiden dabei verschiedene Arten der Angsterkrankungen. Nach ICD-10 wird unterteilt in:

– Panikstörung mit oder ohne Agoraphobie
– Generalisierte Angststörung
– soziale Phobie
– spezifische Phobie
– Zwangsstörung sowie
– Angst und depressive Störung, gemischt.

Panikstörungen mit oder ohne Agoraphobie sowie die generalisierte Angststörung sind relativ häufige und schwere psychische Erkrankungen. Die Einjahresprävalenz klinisch relevanter Angststörungen liegt bei 12,1 % (Narrow et al., 2002), wobei Frauen deutlich häufiger betroffen sind. Zwangsstörungen treten etwas seltener auf, führen aber meistens zu einer massiven Einschränkung der Lebensqualität. Die soziale Phobie wird in der Praxis selten gesehen, obwohl sie zu den häufigsten Angststörungen gehört; dies liegt daran, dass die Patienten sich aus Scheu selten zur Behandlung melden.

Wirksamkeit von Behandlungsmethoden bei Angststörungen – Überblick (Bandelow et al., im Druck)

Nach kontrollierten Studien sind wirksam:
- SSRI
- trizyklische Antidepressiva
- Venlafaxin
- Buspiron
- MAO-Hemmer
- RIMA (Moclobemid)
- Benzodiazepine
- Expositionstherapie, kognitive Verhaltenstherapie.

Noch unzureichend untersucht bzw. keine Wirksamkeitsnachweise:
- Neuroleptika
- Betablocker
- Pflanzliche Präparate
- Psychoanalytische Therapie
- Autogenes Training (die am häufigsten empfohlene Methode), Biofeedback, Hypnose.

Kombinationsbehandlung

Neben der medikamentösen Therapie ist auch die Expositionstherapie sehr effektiv bei der Behandlung von Angststörungen. Aufgrund der Studienlage wird heute eine Kombinationstherapie aus Verhaltenstherapie und medikamentöser Therapie empfohlen. Durch kontrollierte Studien konnte gezeigt werden, dass sich medikamentöse und verhaltenstherapeutische Behandlung synergistisch ergänzen (Boerner, 1995; Boerner & Möller, 2001; Telch & Lucas, 1994; Bandelow, 2001). Hinweise darauf, dass eine Verhaltenstherapie durch Medikamente abgeschwächt werden könnte, haben sich nicht bestätigt.

Vor allem bei der häufigen Komorbidität mit Depression ist eine antidepressive Behandlung oft zwingend indiziert.

Wirkungsort von Antidepressiva bei Angsterkrankungen

Im Gehirn gehen von den Nuclei raphes dorsalis und centralis superior serotonerge Bahnen aus (die sich allerdings teilweise in ihren Wirkungen unterscheiden). Sie beeinflussen Gebiete, die mit der Auslösung pathologischer Angst in Verbindung gebracht werden: den Cortex praefrontalis, den Hypothalamus, die Amygdalae, den Hippocampus, den Locus coeruleus und das Griseum centrale. Serotonerg wirkende Antidepressiva führen vermutlich zu einer Abschwächung der Übererregung in diesen Regionen, die wahrscheinlich für Panik und Angstattacken zuständig sind.

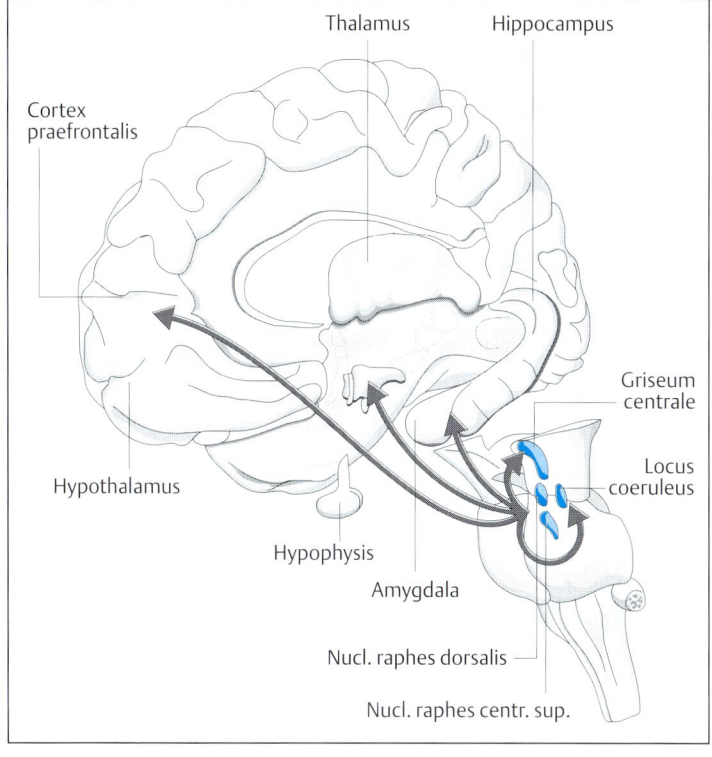

Abb. **1**

Wirksamkeit bei Panikstörung

Hauptmerkmal der Panikstörung sind plötzlich auftretende Zustände intensiver Furcht oder Unbehagens. Diese Attacken nehmen während ca. zehn Minuten an Stärke zu und klingen dann wieder ab. Sie können mit und ohne Agoraphobie auftreten, d. h. Angst vor Orten, an denen im Falle des Auftretens einer Panikattacke eine Flucht schwer möglich ist.

In doppelblinden plazebokontrollierten Studien belegte Wirkung bei Panikstörung:
– selektive Serotonin-Wiederaufnahmehemmer (SSRI)
  • Citalopram
  • Fluoxetin
  • Fluvoxamin
  • Paroxetin
  • Sertralin
– Trizyklische Antidepressiva
  • Clomipramin
  • Imipramin
– Benzodiazepine
  • Alprazolam.

Keine Wirksamkeit bzw. keine veröffentlichten Studien:
– Buspiron
– Betablocker
– Neuroleptika
– Phytotherapeutika.

Zur medikamentösen Behandlung der Panikstörung eignen sich nach der derzeitigen Studienlage vor allem die SSRI. Citalopram und Paroxetin sind für die Therapie von Patienten mit Panikstörung zugelassen. Sertralin hat zwar z. B. in den USA, aber noch nicht in Deutschland, eine Zulassung für die Panikstörung. Fluoxetin und Fluvoxamin haben noch keine Zulassung für diese Indikation, konnten aber in mehreren Studien ihre Wirksamkeit bei Panikstörungen belegen.

Die meisten Studien mit trizyklischen Antidepressiva bei Panikstörung liegen für Imipramin vor, das aber nicht die Zulassung dafür besitzt. Das trizyklische Antidepressivum Clomipramin ist dagegen für die Behandlung der Panikstörung zugelassen.

Das Benzodiazepin Alprazolam wirkt statistisch signifikant besser als Plazebo, wie mehrere Studien eindeutig untermauern. Wegen der Gefahr einer Abhängigkeitsentwicklung werden Benzodiazepine allerdings nur in therapieresistenten Fällen oder zur Überbrückung der Wirklatenz der Antidepressiva eingesetzt.

Unter Buspiron wurde in plazebokontrollierten Doppelblindstudien keine Wirksamkeit gefunden.

Betablocker sind nicht wirksam, und Neuroleptika wurden nicht nach den heutigen methodologischen Anforderungen untersucht. Phytotherapeutika wurden bei der Panikstörung noch nicht untersucht.

Wirksame Medikamente bei generalisierter Angststörung

– selektive Serotonin-/Noradrenalin-Wiederaufnahmehemmer
  • Venlafaxin
– selektive Serotonin-Wiederaufnahmehemmer
  • Paroxetin
– Buspiron
– Trizyklische Antidepressiva
  • Imipramin
– Trizyklisches Anxiolytikum
  • Opipramol
– Benzodiazepine
  • Diazepam
– Antihistaminikum
  • Hydroxyzin.

Nicht gut untersucht bzw. nicht wirksam:
– Betablocker
– Neuroleptika.

Im Unterschied zu den Panikstörungen treten die Symptome der generalisierten Angststörung, wie Herzrasen, Zittern und

Schwitzen, oder auch nicht situationsgebundene Angst und Besorgnis nicht anfallsartig auf, sondern sind unterschwellig mehrere Stunden am Tag vorhanden.

Bei der medikamentösen Behandlung der generalisierten Angststörung sind der Serotonin-Noradrenalin-Wiederaufnahmehemmer Venlafaxin und der SSRI Paroxetin zugelassen.

Auch die Wirksamkeit von Buspiron wurde in klinischen Studien bestätigt.

Das trizyklische Antidepressivum Imipramin ist ebenfalls nach den vorliegenden Studienergebnissen bei dieser Indikation wirksam.

Das trizyklische Anxiolytikum Opipramol wurde in einer klinischen Studie bei generalisierter Angststörung untersucht.

Kava-Kava-Präparate waren zwar in einer Studie bei generalisierter Angststörung wirksam; diese Präparate werden aber möglicherweise wegen Lebertoxizität aus dem Verkehr gezogen.

Wirksame Medikamente bei sozialer Phobie

Zur Behandlung der sozialen Phobie, die sich durch deutliche Furcht vor negativer Beurteilung durch andere Menschen bzw. Vermeidung von Situationen kennzeichnet, in denen man sich peinlich oder ungeschickt verhalten könnte, eignen sich:
- selektive Serotonin-Wiederaufnahmehemmer
  • Paroxetin
- RIMA Moclobemid
- Benzodiazepine
  • Clonazepam.

Nicht gut untersucht bzw. nicht wirksam:
- Trizyklische Antidepressiva
- Buspiron
- Betablocker.

Bis vor kurzem war Moclobemid das einzige Medikament, das zur Behandlung der sozialen Phobie zugelassen war; mittlerweile hat auch Paroxetin die Indikationserweiterung für diese Störung erhalten. Andere SSRI wie Fluvoxamin und Sertralin haben in klinischen Studien ebenfalls ihre Wirksamkeit belegen können. Bei Therapieresistenz oder in schweren Fällen eignet sich auch die kurzfristige Behandlung mit Benzodiazepinen.

Wirksame Medikamente bei spezifischer Phobie

Zur Behandlung spezifischer Phobien, z.B. vor Spinnen oder Schlangen, wurden bisher nur sehr wenige kontrollierte Studien durchgeführt. Im Vergleich zu Plazebo konnte mit dem SSRI Paroxetin eine im Vergleich zu Plazebo statistisch signifikante Wirkung erzielt werden.

In den meisten Fällen wird aber die Lebensqualität durch eine isolierte Phobie nicht so eingeschränkt, dass eine Dauermedikation erforderlich ist. Mit Verhaltenstherapie, vor allem mit Reizüberflutung und kognitiver Therapie, können bei dieser Störung gute Therapieerfolge erzielt werden.

Wirksame Medikamente bei Zwangsstörung

Patienten mit einer Zwangsstörung leiden unter sich ständig wiederholenden Zwangsgedanken oder Zwangshandlungen, z.B. Waschzwang, ständige Kontrolle von Lichtschaltern oder Herdplatten. Diese sind so ausgeprägt, dass der Betroffene erheblich in seiner Berufstätigkeit und im privaten Bereich beeinträchtigt ist. Zur medikamentösen Behandlung sind Fluoxetin und Fluvoxamin zugelassen, Sertralin hat die Zulassung z.B. in den USA und in Skandinavien, allerdings noch nicht in Deutschland.

In direkten Vergleichsstudien wurde bis auf wenige Ausnahmen kein statistisch signifikanter Unterschied der Wirksamkeit zwischen den trizyklischen Antidepressiva und den SSRI beobachtet. In Metaanalysen wurde ein Vorteil für Clomipramin gefunden, das allerdings deutlich häufiger zu Nebenwirkungen führt.

Die kognitive Verhaltenstherapie gilt als Standardtherapie bei Zwangsstörung.

Angst und depressive Störung, gemischt

Kontrollierte Studien zu dieser Störung, die sehr selten diagnostiziert wird, sind dringend erforderlich. Zur Behandlung eignen sich SSRI, trizyklische Antidepressiva, Venlafaxin und Benzodiazepine, allerdings liegen hierzu keine Studiendaten vor.

Probleme bei der Behandlung mit SSRI

Vor allem am Anfang der medikamentösen Behandlung können unter den SSRI wesentlich stärkere Nebenwirkungen auftreten als aus den kontrollierten Studien bei depressiven Patienten bekannt ist. Insbesondere Panikpatienten neigen zu erhöhter Empfindlichkeit gegenüber unerwünschten Nebenwirkungen, vor allem Unruhe, Panikattacken und Übelkeit. Bei dieser Klientel ist es besonders wichtig, über die zu erwartenden Nebenwirkungen aufzuklären und darauf hinzuweisen, dass diese in der Regel nur kurzfristig auftreten. Unter Umständen ist eine begleitende kurzfristige Komedikation mit Benzodiazepinen sinnvoll.

Langfristig gesehen spielen auch sexuelle Störungen, vor allem bei Männern, eine Rolle, wie Impotenz, Lustlosigkeit, Ejakulations- und Orgasmusprobleme. Diese treten in der Regel aber erst nach mehreren Monaten der Behandlung auf und verschwinden beim Absetzen wieder. Am häufigsten werden sie unter Paroxetin beobachtet.

Probleme bei der Behandlung mit trizyklischen Antidepressiva

Bei den trizyklischen Antidepressiva werden in der Langzeitbehandlung häufig Müdigkeit, Mundtrockenheit und Gewichtszunahme beobachtet. Bei der längerfristigen Einnahme kommt es daher zu deutlichen Beeinträchtigungen der Compliance.

Neue Behandlungsoption Mirtazapin

Generell kann gesagt werden, dass die meisten Medikamente, die bei einer Depression wirken, auch bei Angststörungen effektiv sind. Es lag daher nahe, das neuere Antidepressivum Mirtazapin, das sich bereits in der Depressionsbehandlung bewährt hat, auch in Hinblick auf seine Wirkung bei Angstsyndromen zu untersuchen.

Offene und doppelblinde plazebokontrollierte Studien deuten darauf hin, dass Mirtazapin sich auch bei ängstlich-depressiven Patienten, Panikstörung, generalisierter Angststörung und sozialer Phobie eignet (siehe auch Anttila & Leinonen, 2001). Mirtazapin bietet dabei im Gegensatz zu den SSRI den Vorteil, dass keine anfängliche Verstärkung der Unruhe und in der Langzeitbehandlung keine sexuellen Dysfunktionen auftreten. Bei Patienten mit einer Depression und gleichzeitigen Angstsymptomen konnte im Vergleich zu den SSRI eine rascher angstlösende Wirkung erreicht werden (Thompson, 1999). Dies mag unter anderem daran liegen, dass sich wegen der sedierenden Wirkung von Mirtazapin Schlafstörungen und Unruhe bereits in der ersten Woche der Behandlung deutlich bessern, während die SSRI in den ersten Behandlungstagen sogar noch zu verstärkter Unruhe und Nervosität führen können.

Zur Behandlung von Patienten mit Panikstörung liegen mehrere Studien mit Mirtazapin vor. In offenen Studien (Boshuisen et al., 2001; Carpenter et al., 1999) mit allerdings nur geringen Fallzahlen, zeigte Mirtazapin eine rasche und deutliche Wirkung. In einer plazebokontrollierten Doppelblindstudie mit 27 Patienten war Mirtazapin ebenso wirksam und in Teilbereichen sogar besser wirksam als Fluoxetin (Ribeiro et al., 2001).

Patienten mit gleichzeitiger Depression und generalisierter Angststörung profitieren ebenfalls von einer Behandlung mit Mirtazapin. In einer offenen Studie von Goodnick et al., 1999 mit zehn Patienten nahmen die Angstsymptome signifikant ab, wie anhand der Hamilton-Angstskala bestimmt wurde.

Fazit

- Zwischen den verschiedenen Angststörungen werden deutliche Unterschiede beobachtet, beispielsweise in der Geschlechterverteilung oder im Manifestationsalter der Erkrankungen, so dass sich die Störungen nicht nur in Hinblick auf ihre Symptomausprägung, sondern möglicherweise auch durch die zugrunde liegenden neurobiologischen Mechanismen unterscheiden.

–   SSRI sind wirksam bei Angst- und Zwangsstörungen. Ihre Wirksamkeit ist mit der der trizyklischen Antidepressiva bei diesen Erkrankungen vergleichbar. SSRI weisen aber ein deutlich besseres Nebenwirkungsprofil als TZA auf. Viele Patienten reagieren allerdings vor allem in den ersten Wochen der Behandlung sehr sensibel auf verstärkte Unruhesymptome, so dass unter Umständen eine kurzfristige Kombination mit Benzodiazepinen sinnvoll ist. In der Langzeitbehandlung können Complianceprobleme aufgrund sexueller Dysfunktionen auftreten.

–   Der selektive Serotonin-Noradrenalin-Wiederaufnahmehemmer Venlafaxin empfiehlt sich zur Behandlung der generalisierten Angststörung.

–   Das noradrenerg und spezifisch serotonerg wirksame Antidepressivum Mirtazapin, dessen Wirkung bei Angststörungen in jüngeren, zum Teil noch nicht veröffentlichten Studien untersucht wurde, weist bei der Behandlung von Angstsymptomen den Vorteil auf, dass angstlösende Effekte bereits in der ersten Behandlungswoche beobachtet werden und auch in der Langzeittherapie keine sexuellen Beeinträchtigungen zu erwarten sind.

Literatur

Anttila SA, Leinonen EV. A review of the pharmacological and clinical profile of mirtazapine. CNS Drug Rev 2001; 7: 249–64

Bandelow B. Panik und Agoraphobie – Ursachen, Diagnose und Behandlung. Wien, Springer, 2001

Bandelow B, Zohar J, Hollander E, Kasper S, Möller HJ. World Federation of Societies for Biological Psychiatry Task Force on Treatment Guidelines for the Pharmacological Treatment of Anxiety Obsessive-Compulsive Disorders and Posttraumatic Stress Disorder. (Im Druck) Guidelines for the pharmacological treatment of anxiety and obsessive-compulsive disorders. World Journal of Biological Psychiatry

Boerner RJ. Integrative Behandlungsstrategien bei Panikstörung mit Agoraphobie sowie depressiver Störung. Nervenarzt 1995; 66: 212–216

Boerner RJ, Möller HJ. Aktuelle Standards der Pharmakotherapie von Angststörungen. Psychopharmakotherapie 2001; 8: 50–62

Boshuisen ML, Slaap BR, Vester-Blokland ED, den Boer JA. The effect of mirtazapine in panic disorder: an open label pilot study with a single-blind placebo run-in period. Int Clin Psychopharmacol 2001; 16: 363–368

Carpenter LL, Leon Z, Yasmin S, Price LH. Clinical experience with mirtazapine in the treatment of panic disorder. Ann Clin Psychiatry 1999; 11: 81–86

Goodnick PJ, Puig A, DeVane CL, Freund BV. Mirtazapine in major depression with comorbid generalized anxiety disorder. J Clin Psychiatry 1999; 60: 446–448

Narrow WE, Rae DS, Robins LN, Regier DA. Revised prevalence estimates of mental disorders in the United States: using a clinical significance criterion to reconcile 2 surveys' estimates. Arch Gen Psychiatry 2002; 59: 115–123

Ribeiro L, Busnello JV, Kauer-Sant'Anna M, Madruga M, Quevedo J, Busnello EA, Kapczinski F. Mirtazapine versus fluoxetine in the treatment of panic disorder. Braz J Med Biol Res 2001; 34: 1303–1307

Telch MJ, Lucas RA (1994). Combined pharmacological and psychological treatment of panic disorder – current status and future directions. In: Wolfe BE, Maser JD (edt.). Treatment of panic disorder. Washington DC, American Psychiatric Press

Thompson C (1999). Mirtazapine versus selective serotonin reuptake inhibitors. J Clin Psychiatry 60 Suppl 17: 18–22; discussion 46–48

Sachregister